CARTAS AOS
Estudantes DE Medicina

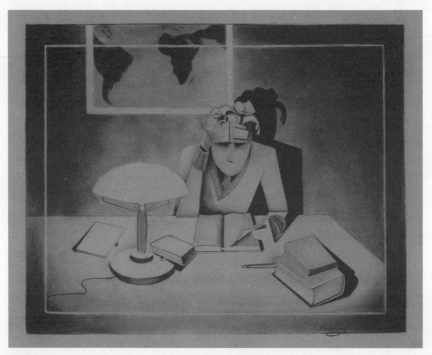

Retrato do autor, em livre interpretação da amiga Iza Cordeiro, então estudante de Artes em Belo Horizonte, que reencontrei ao preparar as *Cartas aos Estudantes de Medicina*. Ao vê-la senti-me novamente um estudante de medicina!

CARTAS AOS Estudantes DE Medicina

Celmo Celeno Porto

O Professor Celmo Celeno Porto formou-se na Faculdade de Medicina da Universidade Federal de Minas Gerais em 1958, pela qual obteve o título de Doutor em 1963. Além do título de Especialista em Clínica Médica e Cardiologia, tem curso de aperfeiçoamento em Medicina Tropical.
É fundador da Sociedade Goiana de Cardiologia e da Academia Goiana de Medicina, da qual foi o primeiro presidente.
É autor de trabalhos científicos nas áreas de Clínica Médica, Cardiologia e Educação Médica, além dos livros Exame Clínico, Doenças do Coração, Clínica Médica na Prática Diária, Interação Medicamentosa, Dr. Calil Porto | O Menino e a Borboleta e Semiologia Médica, publicados pela Editora Guanabara Koogan.
Atualmente é Professor Emérito da Faculdade de Medicina da Universidade Federal de Goiás e Professor do Programa de Pós-Graduação em Ciências da Saúde (Mestrado e Doutorado) da Universidade Federal de Goiás.
É Presidente do Centro de Estudos e Pesquisas do Hospital Santa Helena de Goiânia; Membro Emérito da Academia Goiana de Medicina e Membro Honorário da Academia Nacional de Medicina.

2ª edição

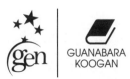

- O autor deste livro e a EDITORA GUANABARA KOOGAN LTDA. empenharam seus melhores esforços para assegurar que as informações e os procedimentos apresentados no texto estejam em acordo com os padrões aceitos à época da publicação, *e todos os dados foram atualizados pelo autor até a data da entrega dos originais à editora.* Entretanto, tendo em conta a evolução das ciências da saúde, as mudanças regulamentares governamentais e o constante fluxo de novas informações sobre terapêutica medicamentosa e reações adversas a fármacos, recomendamos enfaticamente que os leitores consultem sempre outras fontes fidedignas, de modo a se certificarem de que as informações contidas neste livro estão corretas e de que não houve alterações nas dosagens recomendadas ou na legislação regulamentadora.

- O autor e a editora se empenharam para citar adequadamente e dar o devido crédito a todos os detentores de direitos autorais de qualquer material utilizado neste livro, dispondo-se a possíveis acertos posteriores caso, inadvertida e involuntariamente, a identificação de algum deles tenha sido omitida.

- **Atendimento ao cliente: (11) 5080-0751 | faleconosco@grupogen.com.br**

- Direitos exclusivos para a língua portuguesa
Copyright © 2018 by
EDITORA GUANABARA KOOGAN LTDA.
Uma editora integrante do GEN | Grupo Editorial Nacional
Travessa do Ouvidor, 11
Rio de Janeiro – RJ – CEP 20040-040
www.grupogen.com.br

    Reservados todos os direitos. É proibida a duplicação ou reprodução deste volume, no todo ou em parte, em quaisquer formas ou por quaisquer meios (eletrônico, mecânico, gravação, fotocópia, distribuição pela Internet ou outros), sem permissão, por escrito, da EDITORA GUANABARA KOOGAN LTDA.

- Capa: Bruno Sales
- Editoração eletrônica: Diretriz

- Ficha catalográfica

P881c
2. ed.

    Porto, Celmo Celeno
    Cartas aos estudantes de medicina / Celmo Celeno Porto. – 2. ed. – [Reimpr.]. – Rio de Janeiro : Guanabara Koogan, 2025.
    il.

    ISBN 978-85-277-3322-9

    1. Medicina – Prática. 2. Educação médica. 3. Estudantes de medicina. 4. Médico e paciente. I. Título.

18-47651   CDD: 616
                                              CDU: 616

Dedicatória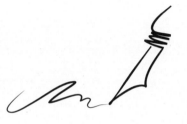

Dedico esta obra aos estudantes de medicina do Brasil.

Prefácio

Quero confessar que receber tantos comentários e respostas às *Cartas* de professores, médicos, escritores e familiares representou um momento especial na minha carreira como professor e autor de livros didáticos. Por meio dessas devolutivas, tomei conhecimento de que maneira e até que ponto me identifiquei com os anseios dos estudantes de medicina.

Chamou-me a atenção quão diferentes foram as mensagens: algumas otimistas, plenas de esperança e confiança no futuro; outras, com o tom reflexivo e questionador, traduziram dúvidas e incertezas. Mensagens poéticas amenizaram o impacto de relatos de sofridas vivências. Pode-se entrever nelas que a trajetória de um estudante de medicina inclui alegrias e tristezas, sucessos e fracassos. Pude compreender, claramente, que a formação médica não é apenas o acúmulo de informações científicas e o domínio de algumas habilidades psicomotoras. Os estudantes expressaram que desejam mais do que isso.

Minha maior alegria foi ver o entusiasmo dos estudantes pelo lado humano da medicina, no qual estão valores, atitudes, princípios éticos e qualidades humanas. Aliás, esta é a mensagem que procurei transmitir em todas as cartas. Ficou evidente o interesse deles por este componente essencial na formação de um médico, o qual deve fazer parte dos programas de todas as disciplinas que compõem a grade curricular. Em síntese, os estudantes desejam aprender uma medicina de excelência.

Ao selecionar os comentários e respostas, procurei eliminar referências pessoais, motivadas pela generosidade dos professores e dos estudantes. Além disso, tomei a liberdade de dar um "título" para cada texto recebido, pinçando um pensamento, uma frase ou uma mensagem. Espero ter acertado na escolha.

Sou muito grato a todos e espero continuar recebendo comentários e respostas, que representam minha principal motivação para continuar a tarefa de preparar textos que sirvam de apoio para a formação de médicos de alta capacidade científica, sólidos princípios éticos e profundas qualidades humanas.

Celmo Celeno Porto

Sumário

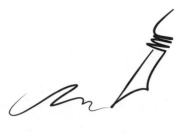

Seção 1 Cartas aos Estudantes

Parte 1 O Estudante de Medicina

1. Os primeiros encontros com o paciente, 4
2. A aparência do médico... E do estudante de medicina, 9
3. O ritual da consulta médica, 12
4. A entrevista clínica não é uma conversa como outra qualquer!, 17
5. Como fazer uma boa entrevista clínica, 20
6. Por que o exame clínico é insubstituível?, 26
7. Afinal, o que é olho clínico?, 29
8. Raciocínio clínico, 31
9. Técnicas estatísticas servem para analisar sinais e sintomas?, 34
10. Discussão de casos clínicos à beira do leito e a medicina de excelência, 37
11. Relato de um encontro clínico "fora dos padrões", 39
12. O curso de medicina como fonte de ansiedade, 43
13. Para que serve o laboratório de habilidades clínicas?, 47

Parte 2 O Que é Ser Médico?

14. Tornar-se médico, 52
15. O que é ser um médico moderno?, 55
16. Receita infalível para alcançar o sucesso na profissão médica, 58
17. Para ser médico, sê inteiro!, 61

Parte 3 Doenças e Doentes

18. As doenças podem ser semelhantes, mas os doentes nunca são exatamente iguais, 64
19. Sentir-se doente e ter uma doença. Qual a diferença?, 67
20. Identificar a doença é necessário, mas não é suficiente para bem cuidar de um paciente, 71

21 O sofrimento pelas lesões e pelo significado simbólico da AIDS, 76

22 A doença como castigo, 79

23 "Não aguento viver com o coração amarrado", 82

24 O paciente de "papel" e o paciente "virtual", 86

25 "Nem luta nem fuga" como mecanismo de doença ou de morte, 91

Parte 4 Relação Médico-Paciente

26 Doutor, estou em suas mãos!, 98

27 O oncologista que se relacionava com o "tumor do ovário", e não com a paciente, 100

28 O médico que amarrou a cadeira do paciente no sifão da pia, 103

29 Não sei mais quem é meu médico!, 106

30 A mídia eletrônica, a internet e a relação médico-paciente, 109

31 O médico como paciente, 112

32 A paciente do quarto 302, 115

Parte 5 Arte Clínica

33 AC = E [MBE + (MBV)^2]: uma equação matemática para a arte clínica, 120

34 O grande desafio: conciliar o método clínico com a tecnologia médica, 124

35 Os sintomas como linguagem dos órgãos, 127

36 O significado simbólico dos sintomas e das doenças, 130

37 O médico, o computador e o paciente, 133

38 Roteiros, fluxogramas, algoritmos e árvores de decisão, 136

39 Como os médicos devem pensar... Mesmo contrariando laudos de ressonância magnética!, 140

Parte 6 Tratamento

40 O que é uma proposta terapêutica?, 148

41 Aliança terapêutica, decisão compartilhada e parceria na cura, 151

42 O princípio da autonomia e a adesão ao tratamento, 154

43 A comunicação como fator de adesão ao tratamento, 157

44 Como motivar um paciente: a história de Manoel Preto, 160

45 "Remédio só é bom 'prá gente' quando a gente pode comprar ele!", 167

46 Efeito placebo e efeito nocebo: o que é isso na prática médica?, 170

47 O médico, o paciente e o marketing da indústria farmacêutica, 174

Parte 7 Situações Difíceis e Notícias Ruins

48 O médico, o sofrimento e a morte (eutanásia, ortotanásia e distanásia), 178

49 O paciente diante da possibilidade de morrer e o que aprendi com Kübler-Ross, 182

50 Os estudantes de medicina e os médicos diante da morte, 188

51 Como dar notícias ruins, 194

Cartas aos Estudantes de Medicina

xi

Parte 8 Livros que Não Fazem Parte dos Indicados pelos Professores

52 Uma escolha para a vida, 200

53 Nem só de ciênciase faz a cura, 204

54 Cartas a um jovem cirurgião: perseverança, disciplina e alegria, 207

55 Cenas médicas: uma introdução à história da medicina, 211

56 Doença como metáfora, 214

57 AIDS e suas metáforas, 217

58 Por um fio e o médico doente, 220

59 O pequeno médico, 224

60 O lugar escuro, 226

61 O filho eterno, 228

62 Veia bailarina, 230

63 Os médicos, os advogados e os engenheiros como pacientes, 233

64 Quem cuida do cuidador?, 237

Seção 2 Comentários e Respostas às Cartas

65 As cartas poderiam ser instituídas como matéria extracurricular, 243

66 Formação médica ajustada para o bem-estar de todos os pacientes, 246

67 Seu livro representa o que todo professor de uma medicina humana gostaria de escrever, 249

68 O livro é para professores e não tem que ter melindres e fricotes!, 250

69 Temos que tocar a melhor música mesmo com a corda do violão arrebentada!, 252

70 Minha sensação é que meu filho acordou, 254

71 Este livro deve ser lido várias vezes durante o curso de medicina, 255

72 A relação médico-paciente se constrói antes do início da entrevista, 256

73 A primeira recepção é que desencadeará uma parceria e um intercâmbio de vivências, 258

74 Quanta semelhança entre os seus pensamentos e os do meu filho, 260

75 "Você está no lugar certo?" e "É esta a profissão que realmente deseja exercer?", 261

76 Nossos pacientes são nossos maiores mestres, 263

77 A realidade não é tão fácil como eu imaginava, 265

78 O peso do significado da doença só ficou claro para mim ao escutar a história, 269

79 Quero olhar nos olhos de cada um dos meus pacientes, 271

80 Por que o exame clínico é insubstituível?, 275

81 Relação médico-paciente: um olhar humano sobre seus pacientes, 276

82 A relação médico-paciente é mais forte na área clínica?, 277

83 Ser moderno não é ser bom em uma técnica, 280

84 Um livro que é mudança e ao mesmo tempo resgate, 281

85 As cartas não poderiam ficar em suas gavetas, 282

86 Receita para alcançar sucesso na medicina, 284

87 Não leio as cartas para estudar, fico lendo por prazer, 286

88 A ética deve mostrar a melhor direção a ser trilhada, 287

89 Não foi o senhor que escolheu a medicina, a medicina que o escolheu, 289

90 Agora vejo a medicina como algo brilhante, 290

91 Vivemos tempos onde o outro é invisível, 291

92 A formação do médico não é apenas técnica, 293

93 Tratar as pessoas como quero ser tratado, 295

94 Algumas cartas ora me acalmaram, ora me inquietaram, 297

95 Lírios, cactos, "comigo-ninguém-pode", 300

96 Não tenho dúvida da transformação em mim..., 302

97 "Calma, pelo menos não levaram seu Porto assinado", 304

Seção 1

Cartas aos Estudantes

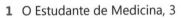

1 O Estudante de Medicina, 3
2 O Que é Ser Médico?, 51
3 Doenças e Doentes, 63
4 Relação Médico-Paciente, 97
5 Arte Clínica, 119
6 Tratamento, 147
7 Situações Difíceis e Notícias Ruins, 177
8 Livros Que Não Fazem Parte dos Indicados pelos Professores, 199

Parte 1

O Estudante de Medicina

1 Os primeiros encontros com o paciente, 4
2 A aparência do médico... E do estudante de medicina, 9
3 O ritual da consulta médica, 12
4 A entrevista clínica não é uma conversa como outra qualquer!, 17
5 Como fazer uma boa entrevista clínica, 20
6 Por que o exame clínico é insubstituível?, 26
7 Afinal, o que é olho clínico?, 29
8 Raciocínio clínico, 31
9 Técnicas estatísticas servem para analisar sinais e sintomas?, 34
10 Discussão de casos clínicos à beira do leito e a medicina de excelência, 37
11 Relato de um encontro clínico "fora dos padrões", 39
12 O curso de medicina como fonte de ansiedade, 43
13 Para que serve o laboratório de habilidades clínicas?, 47

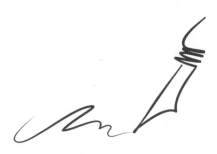

Os primeiros encontros com o paciente

Em primeiro lugar, quero lhe dizer que, ao entrar em contato com pacientes, você inicia uma nova fase de sua vida, e não apenas uma nova etapa do curso de medicina. A grande diferença é que, deste momento em diante, talvez hoje à tarde ou amanhã de manhã, você estará à beira do leito de um paciente, fazendo a primeira ou uma das primeiras histórias clínicas de sua vida. Antes de qualquer coisa, volte-se para o âmago de sua mente e de seu coração e veja se é capaz de responder às seguintes perguntas: *Você está no lugar certo? É esta a profissão que realmente deseja exercer?* Se você não puder respondê-las de imediato, reflita um pouco; talvez você só possa fazê-lo com segurança à medida que se relacione com os seus pacientes.

Agora, vá à luta: entreviste um paciente! Um momento... Não se esqueça de verificar se está vestido adequadamente, se seus sapatos estão limpos, se seus cabelos estão bem penteados; veja, enfim, se está dignamente preparado para sentar-se ao lado de um paciente. Preste muita atenção à linguagem que vai usar – ela deve ser correta, simples, clara, e nenhuma palavra que sair de sua boca deve causar ansiedade ou criar dúvidas em seu paciente. Não sei se neste momento você deve estampar um leve sorriso no rosto ou se seu semblante deve permanecer sério; isso vai depender das condições do paciente. De qualquer maneira, procure transmitir serenidade e segurança em suas palavras, gestos e atitudes. Sei que está inseguro, nervoso, indeciso com relação à semiotécnica, mas isso é normal. O importante é saber, desde o início, colocar acima de tudo a condição humana do paciente. E isso não é uma questão técnica; depende da maneira como você vê as pessoas.

Saiba de uma vez por todas que nada substitui o que se assimila no contato direto com o paciente. Livros, computadores, *tablets*, recursos audiovisuais servem apenas para facilitar e compreender o que se passa junto ao paciente. Por isso, a prática médica é trabalhosa e exige o cultivo de qualidades humanas que não se confundem com habilidades psicomotoras ou técnicas.

A meu ver, as qualidades humanas fundamentais na relação médico-paciente são: *integridade*, que é a disposição para agir de modo correto, seja o paciente quem for; *respeito*, que significa a capacidade de aceitar a condição humana do paciente, sabendo que ele se torna mais frágil e mais sensível pela própria doença; e *compaixão*, representada por interesse verdadeiro pelo sofrimento do paciente.

Permita-me, então, sugerir-lhe algumas posturas nesta fase de sua formação que podem ser úteis para o resto de sua vida como médico.

A primeira é: assuma *individualmente* o exame clínico do paciente; é entre você e ele. Faça de qualquer paciente "seu paciente". Não divida esses momentos com nenhum colega. Não tenho dúvida de que o aprendizado do exame clínico exige que o trabalho seja feito individualmente, tal como você fará em seu futuro consultório. Sei que foi interessante e proveitoso trabalhar em dupla ou em grupo em outras etapas do curso – nas salas de anatomia, nos laboratórios de bioquímica, ou de habilidades, nas salas de patologia –, mas, agora, tem de ser apenas você e o paciente. Somente assim haverá condições para você compreender e aprender as experiências e as vivências que constituem o que denominamos *relação médico-paciente*. É bom que você tenha consciência de que duas coisas podem ocorrer ao mesmo tempo: o aprendizado semiotécnico e o da relação médico-paciente. O primeiro é fácil de sistematizar, mas, por melhor que seja, por si só, não é suficiente para uma boa prática médica. Tomar uma decisão clínica não é o mesmo que fazer um laudo de um exame complementar. A pessoa do paciente como um todo vai pesar muito neste momento. Ele tem família, trabalho, preocupações, medo, esperança, expectativas. Leve em conta tudo isso. Ao fazer o exame clínico, preste atenção em você, no paciente e em algum membro da família que esteja participando. É necessário, também, que se perceba de imediato que a anamnese não se limita a uma série de perguntas que você vai fazendo e que o paciente vai tentando responder. Quem pensa que anamnese é isso jamais conseguirá ser um clínico! Muitos fenômenos estão acontecendo em sua mente e na do paciente. A obrigação de reconhecê-los é sua, sabendo que incluem, inevitavelmente, seu mundo afetivo e o do paciente. Não pense que você vai conseguir ficar absolutamente neutro, distante, imperturbável. Aliás, se isso acontecer, é conveniente perguntar-se novamente: *Escolhi a profissão certa pra mim?* Mesmo que deseje ser assim, mais cedo ou mais tarde descobrirá que você não é um técnico consertando um robô. Aliás, de acordo com as leis da robótica, acredito que, no futuro, os robôs serão consertados por robôs. Em contrapartida, acho que os pacientes continuarão sendo cuidados pelos médicos!

A segunda sugestão que lhe faço é estabelecer *cumplicidade* com o paciente. Isso quer dizer muita coisa, mas vou resumir tudo em poucas palavras. Ainda que você não saiba diagnosticar nem possa prescrever qualquer medicamento ou realizar qualquer procedimento, não pense que sua presença e seu trabalho nada significam para ele. Torne-se cúmplice do paciente para que ele possa receber os melhores cuidados possíveis. Não perca esta oportunidade para aprender desde já que mais importante que diagnosticar, receitar ou operar é cuidar do paciente. É isso que você pode fazer até melhor do que o residente ou o professor que é "especialista" na doença do seu paciente. Saiba desde agora o segredo dos médicos de sucesso: eles cuidam dos seus pacientes!

Outra sugestão é que haja *continuidade* em sua relação com o paciente. Isso significa que cada paciente que entrevistar deve receber seus cuidados: que seja uma rápida visita diariamente até que receba alta ou, infelizmente isso vai acontecer, até seus momentos finais, se ele morrer. Aliás, não posso deixar de lhe dizer algumas palavras sobre a morte. Talvez, poucos queiram tocar neste assunto durante seu curso de medicina. A verdade é que muitos de nossos pacientes apresentam doenças incuráveis, algumas fatais a curto prazo, e você tem de se preparar para essa eventualidade. A afirmativa de que cuidar dos pacientes é o que há de mais importante na profissão médica poderá ser comprovada com muita nitidez (e com algum sofrimento) ao lado de um paciente em fase terminal. O que você deve fazer em tais circunstâncias? Isso não posso resumir em poucas palavras. Descubra você mesmo. Mas de uma coisa eu sei: esta é a hora em que o lado humano da medicina ocupa todo o tempo e o espaço que se vai dedicar ao paciente. Aqui o valor da semiotécnica é quase zero. Então, o que vai valer? Seria uma palavra do conforto? Um gesto de apoio? Ou apenas a presença silenciosa? Só é possível saber vivenciando estes momentos (não se pode esquecer também de que cuidados paliativos são tão importantes como as intervenções curativas).

Falei de *individualidade, cumplicidade* e *continuidade*. Mas não poderia me esquecer de abordar outra questão: *privacidade*. Você e o paciente em uma sala tal como o médico em seu consultório seria a situação ideal. No entanto, sei que isso é quase impossível nas condições atuais, pois os hospitais universitários continuam apegados ao ultrapassado sistema de alojamentos coletivos. Na melhor das hipóteses o que existem são aposentos com dois leitos. Mas, se você descobrir uma sala vazia perto da enfermaria ou do quarto de seu paciente, leve-o para lá, para criar privacidade, e aí você vai descobrir que a relação médico-paciente alcança níveis mais profundos, tal como você sempre pensou que deveria ser. Não sendo possível fazer isso, procure criar um clima de privacidade, mesmo que haja na enfermaria outros pacientes, vários estudantes, enfermeiras e médicos. Às vezes, o melhor a fazer é voltar em outra hora, quando a enfermaria estiver mais vazia!

Não me quero prolongar muito, pois sei de sua ansiedade para começar o aprendizado clínico. Permita-me terminar fazendo-lhe uma proposta: veja com seriedade o lado técnico do exame clínico e o execute com o máximo de rigor e eficiência, mas descubra nele – tanto na anamnese quanto no exame físico – as oportunidades para desenvolver sua capacidade de se relacionar com os pacientes. Vale dizer: saiba identificar desde o primeiro paciente os fenômenos da relação médico-paciente. Assim fazendo, você poderá perceber os primeiros elos de ligação entre a ciência (médica) e a arte (médica). Aí, então, você verá descortinar-se diante de si o lado mais belo da Medicina. Exatamente o que o levou a escolher esta profissão. Seu lado humano!

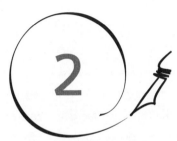

A aparência do médico... E do estudante de medicina

Vou iniciar esta carta, transcrevendo um trecho de um dos livros de Hipócrates, o maior médico de todos os tempos; na verdade, o criador das bases da medicina que praticamos, hoje, mais de 2.000 anos depois, mas que permanecem vivas e atuais como verdades permanentes:

> "Quando um médico entra em contato com um doente, convém estar atento ao modo como se comporta; deverá estar bem vestido, ter uma fisionomia tranquila, dar toda a atenção ao paciente, não perder a paciência e ficar calmo em presença de dificuldades. É um ponto importante para o médico ter uma aparência agradável, porque aquele que não cuida do próprio corpo não está em condições de se preocupar com os outros. Deverá saber calar-se no momento oportuno e mostrar-se gentil e tolerante; nunca deverá agir impulsiva ou precipitadamente, nunca deverá estar de mau humor nem mostrar-se demasiadamente alegre."

Este trecho é um conjunto de preciosas lições, porém vou comentar apenas a aparência do médico; melhor dizendo, a aparência que devemos ter diante dos pacientes, desde o primeiro encontro no curso de medicina!

O uso de roupa branca, sob a forma de um jaleco sobre o uniforme branco ou sobre a roupa comum, além de seu significado simbólico, contribui para uma boa aparência e funciona como equipamento de proteção individual. Por isso, o uniforme não deve dispensar o uso do jaleco branco, que só deve ser usado dentro do hospital ou das instituições que atendem pacientes. O mesmo deve acontecer com os sapatos, que devem ser fechados para proteção contra acidentes com objetos perfurocortantes. Sandálias abertas ou semiabertas, às vezes, com finas tiras de couro ou de outro material, sapatos de plataforma ou com saltos altos (ou altíssimos) são elegantes e glamorosos, mas totalmente inadequados para o trabalho com pacientes.

As vestes brancas têm também um simbolismo, e significam preocupação com a limpeza e a higiene por parte de quem as traja. Essas são as razões para se exigir dos estudantes que, para adentrar o hospital, devem estar vestidos de branco e ter uma aparência agradável. Aparência agradável subentende asseio corporal, unhas aparadas, cabelos penteados e, quando compridos, devidamente presos, roupas limpas que lhe confiram um aspecto saudável.

É importante lembrar que os estudantes (atualmente, isso vale para homens e mulheres) não devem entrar no hospital portando bijuterias grandes e vistosas nem *piercings* extravagantes, pois, além de descaracterizarem sua figura de futuro médico, são elementos de transmissão de bactérias, podendo contribuir para a disseminação de infecção hospitalar.

As tatuagens também merecem um comentário: culturalmente, para muitos pacientes, elas podem ter uma conotação negativa. Por isso, se você tiver alguma tatuagem, ela deve ficar recoberta de modo a não ser vista pelo paciente. Afinal, ele pode não pertencer à mesma "tribo" do estudante.

Aproveito a oportunidade para lhe dizer que, além da boa aparência, você deve ser comedido em suas atitudes, em sua linguagem e em seu comportamento. As brincadeiras, os ditos jocosos, as discussões de assuntos alheios ao ensino e ao interesse dos pacientes devem ser deixados para outra oportunidade e outro local.

Em suma, adquirir a "aparência" de "médico" é um dos componentes do lento processo de "tornar-se médico".

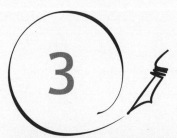

O ritual da consulta médica

Os rituais, inerentes a todas as sociedades humanas, assumem diversas formas e desempenham importantes funções. A consulta médica é um momento ritualístico, por excelência, e não pode deixar de ser considerado como tal.

Os rituais coletivos são de fácil reconhecimento. Os mais comuns são os religiosos, os esportivos, os musicais, os turísticos e os políticos. Em todos eles, os componentes simbólicos são sempre explorados ao máximo, porque, embora não façam parte do conteúdo do que está sendo ritualizado – solenidade religiosa, comício político, *show* artístico, disputa esportiva –, eles reforçam o objeto central – a oração, a música, o jogo, a doutrinação. Daí, a grande importância do componente simbólico dos rituais. As mesmas orações em voz baixa em uma capela silenciosa repercutem de modo diferente nos participantes do que as realizadas em uma catedral repleta de luzes, música, vestes coloridas e cânticos.

Os elementos simbólicos observados nos rituais são os mais variados – roupas, gestos, palavras, sons, músicas, aromas, luzes.

Os rituais de cura acompanham a humanidade desde os primórdios da medicina, em seu amplo sentido. Tanto podiam ser coletivos como individuais. Os mais antigos, parte essencial das atividades dos xamãs e pajés, quase sempre eram públicos e coletivos. Estes rituais foram herdados pelos pais e mães de santo e pelos pastores de algumas denominações evangélicas, que os usam com grande eficiência para a "cura" dos males do corpo e do espírito. Aliás, não há por que duvidar da veracidade das "curas" que ocorrem durante estes rituais que associam religião e práticas curativas. O efeito psicológico dos rituais é mais forte do que o efeito placebo das pílulas, intervenções e cirurgias. A explicação está no poder simbólico que acompanha os passes, os toques, as orações, as beberagens. O fato de serem coletivos confere a estes rituais uma estranha e contagiante força.

A medicina e os médicos têm seus rituais. A consulta é um deles. Aliás, naquele momento é que se realiza o ato médico básico, o qual não pode ser banalizado.

O jaleco branco ou em cores claras, usado por um médico em seu consultório ou hospital, pode ser considerado como um símbolo ritualístico. Além de seu aspecto utilitário – manter a higiene, evitar sujeiras e contaminação, para o que, diga-se de passagem, tem pouca eficiência – pode ser considerado como um símbolo da figura do médico.

Associam-se ao jaleco branco, como símbolo ritual, a profissão médica, repositório de conhecimento especializado e inacessível, poder para coletar uma história médica e obter detalhes íntimos das pessoas, desnudar o corpo e a vida dos pacientes, prescrever medicamentos ou outros tratamentos, internar em hospitais as pessoas doentes, muitas vezes, contra a vontade delas, controlar os subordinados na hierarquia profissional, aliviar o sofrimento, confiabilidade e eficiência, respeitabilidade e *status* social elevado, renda elevada, familiaridade com a doença e o sofrimento, tomar decisões de vida ou morte. Tudo isso faz parte do componente ritualístico da atividade de um médico.

Outros símbolos subsidiários que foram sendo incorporados são o estetoscópio e o crachá com fotografia com o nome precedido da palavra mágica, reduzida a duas letras: "Dr.".

A potencialidade desses símbolos é evidenciada na publicidade de medicamentos veiculados na televisão, na internet ou em jornais, quando aparece uma pessoa de jaleco branco, cujo objetivo é simbolizar ciência e confiabilidade.

Tais símbolos são perfeitamente comparáveis aos talismãs, galhos de plantas, penas de aves, estatuetas que simbolizam as poderosas forças de cura de pajés e xamãs, ou a água-benta dos padres e pastores. Assim também são os ternos bem cortados e os exemplares de textos bíblicos ricamente encadernados nas mãos dos pastores, nos templos ou na televisão.

Uma pesquisa realizada na Inglaterra[1] revelou que 64% dos pacientes admitiram que a maneira como os médicos se vestiam, em particular roupas brancas ou jaleco, inspirava confiança na habilidade profissional desses indivíduos. Esses mesmos pacientes prefeririam que seus médicos não se vestissem de modo informal.

Além da consulta, diversos rituais estão ligados a outros momentos do processo saúde-doença e ao adoecer-curar. O que acompanha a hospitalização de um paciente é muito típico. O afastamento do paciente de sua vida cotidiana é reforçado, privando-o de suas roupas, que são substituídas por um uniforme (pijama ou camisola) com cores padronizadas, quase sempre de tamanho inadequado para ele ou para ela, geralmente muito curto e apertado ou muito grande e folgado. Em nome de que e para que isto é feito? Da higiene e para facilitar o "manuseio" do paciente. Mas, independentemente dos aspectos práticos, é inegável seu significado simbólico. Vestido daquela maneira torna-se mais evidente sua condição de paciente, cujo papel ele deve representar corretamente.

Pode-se concluir, então, que o diagnóstico e o tratamento ocorrem em tempo e espaço ritualizados. Nesses ambientes, até mesmo os

---

[1]Mckinstry, B; Wang, J. Putting on the Style: What Patients Think of the Way their Doctor Dresses. *British Journal of General Practice* 1991; 41: 275-8.

tratamentos mais técnicos são influenciados pela atmosfera ritualística que foi incluída por Balint, no "efeito droga" do próprio médico.[2]

Os mecanismos responsáveis pelo efeito dos rituais podem ser classificados em três grupos que se superpõem: psicológicos, sociais e protetores.[3]

Durante a consulta, principalmente na primeira, o paciente se encontra perdido e assustado, procurando recuperar sua saúde, e ele sabe que não pode reencontrá-la sozinho. A presença de um médico que o ouça com suas explicações para a doença e o tratamento convertem o desconhecido – a doença –, em algo conhecido, o diagnóstico. Com isso, dissipam-se as inseguranças e a ansiedade. Essa situação pode ser transposta para os encontros entre os pacientes e todos os profissionais de saúde. Todavia, a consulta médica, principalmente a inicial, é quando o valor ritualístico do momento torna-se mais evidente. O primeiro laço afetivo surge (ou não) no primeiro olhar. Seria um resquício da medicina mágica?

Os mecanismos sociais se juntam aos psicológicos, e os protetores se associam a ambos. Tais mecanismos aumentam seus efeitos nos "grupos de apoio", sejam eles quais forem: os de gestantes no pré-natal, os de dependentes químicos, hipertensos, diabéticos, portadores de AIDS e outros. Aliás, a reunião desses grupos é muito parecida com as sessões coletivas dos xamãs ou de seitas religiosas!

Os "grupos de apoio", além de socializar conhecimentos e técnicas, desencadeiam mecanismos psicoemocionais que dissipam inseguranças, medos, culpas, ansiedade. E isso tem efeito curativo![4]

Os estudos sobre os rituais relacionados com o processo saúde-doença indicam que eles estão perdendo força ao longo da história da humanidade. Quanto mais desenvolvida a sociedade, mais questionados são os símbolos tradicionais. No seu lugar surgem os

---

[2]Balint, M. *The Doctor, his Patient and the Illness*. Churchill Livingstone, 1957.
[3]Helman, CG. *Cultura, Saúde e Doença*, 4ª edição, Artmed, 2003.
[4]Koenig, HG. *Medicina, Religião e Saúde. O Encontro da Ciência com a Espiritualidade*. Ed. LPM, 2012.

símbolos que caracterizam a sociedade materialista e consumista: não mais o jaleco branco e o estetoscópio, mas, agora, o terno caro, a gravata de seda e o computador de última geração.

Seja como for, jamais se poderá ignorar o ritual de uma consulta, mesmo com o desaparecimento dos símbolos tradicionais. Continua válido cultivar o componente ritualístico da consulta: o médico e o paciente, um ao lado do outro, ambos sentados à volta de uma escrivaninha, ou o médico sentado ao lado de um leito onde repousa o paciente, ali devem estar os componentes simbólicos do ritual da consulta.

Este é outro componente da medicina de excelência.

4

A entrevista clínica não é uma conversa como outra qualquer!

Entende-se qualquer entrevista como uma técnica de trabalho, durante a qual duas pessoas, em concordância formal ou implícita se encontram para uma conversa, cuja característica principal é estar relacionada com os objetivos de ambos.

É tão especial a entrevista clínica que ela tem nome diferente – anamnese. O papel de uma dessas pessoas – no caso, o médico ou o estudante de medicina – é coletar informações, enquanto o da outra – o paciente – é de fornecê-las. Diferentemente de outras entrevistas, no caso da médica o objetivo não fica restrito a obter informações. Outro objetivo é estabelecer um bom relacionamento entre o médico e o paciente, condição fundamental para uma boa prática médica.

Há muitas maneiras de se fazer uma entrevista; melhor dizendo, há diferentes técnicas, mas em todas devem ser destacadas a arte do relacionamento e o processo comunicacional. *Primeiramente, deve ficar claro que uma entrevista médica não é uma conversa como qualquer outra!* Além da capacidade de dialogar – falar e ouvir, mais ouvir do que falar –, o médico precisa saber ler nas entrelinhas, observar gestos, para compreender todos os significados contidos nas respostas. Roteiros são úteis, mas é necessário saber usá-los com a flexibilidade exigida pelas peculiaridades de cada paciente. Raciocínio clínico é a técnica e a arte de organizar os dados que vão surgindo, alguns significativos por si mesmos, outros a exigir novas indagações, que vão tornando compreensível o relato do paciente.

Não se nasce sabendo fazer uma entrevista médica. O que se aprende espontaneamente é conversar. Entrevistar um paciente exige conhecimentos específicos e intenso treinamento, tal como o aprendizado de qualquer habilidade. Os estudantes, às vezes, confundem ser "bom de conversa" com saber realizar uma anamnese. Facilidade para entabular uma conversação ajuda, mas não é tudo.

Uma questão relevante, mas nem sempre considerada, é o registro dos dados obtidos durante a entrevista. Anotações do próprio punho das informações mais importantes é a maneira habitual. Contudo, cresce cada vez mais a utilização de computadores. A gravação de entrevistas que esteve em moda há alguns anos, praticamente está abolida na prática médica, tornando-se restrita a alguns tipos de pesquisa. Não é proibido "digitar" as informações obtidas na anamnese; no entanto, a atenção exagerada ao computador é nociva. Não foram poucos os pacientes que me disseram ter abandonado um médico porque "ele tinha sua atenção inteiramente voltada para o computador". Não há necessidade de descrição minuciosa de todas as informações a não ser na fase em que o estudante está fazendo seu treinamento inicial. É conveniente registrar reações imprevistas, informações não verbais, gestos ou expressões faciais. Basta uma palavra ou uma frase, como "olhos lacrimejaram", "expressão de espanto", "gestos de impaciência", para se registrar uma informação, sem necessidade de descrevê-la, fato que pode se revelar um dos mais importantes de uma entrevista.

Ao final da anamnese é interessante que se faça para o paciente um resumo das informações obtidas, criando oportunidade para correções ou acréscimos.

Portanto, fazer entrevista é uma arte que se aprimora com o tempo e à medida que se ganha experiência, mas ela só floresce verdadeiramente quando há um verdadeiro interesse em estabelecer uma boa comunicação com o paciente.

Em uma entrevista clínica, parte das regras sociais de etiqueta não é aplicada. A conversa é centrada no paciente e, por isso, além de outros motivos, é considerada uma relação assimétrica, com características próprias: ausência de intimidade – uma condição que é essencial –, objetivos específicos, limite de tempo, locais preestabelecidos. A frequência dos encontros é muito variável, podendo restringir-se a uma única vez ou repetidas vezes ao longo de anos.

O primeiro encontro tem um significado especial e dele pode depender o sucesso ou o fracasso de um tratamento. O primeiro olhar, as primeiras palavras, os primeiros gestos podem ser decisivos na relação do médico com o paciente. Tanto pode ser uma ponte entre eles, por meio da qual vão transitar informações e emoções, como um muro que obstrui completamente a comunicação entre um e outro. Esta é uma das características mais evidentes de uma medicina de má qualidade.

Por fim, é essencial saber considerar a entrevista como o principal elemento que estabelece o relacionamento entre duas pessoas. O sucesso de uma entrevista depende justamente da qualidade do relacionamento que o médico é capaz de estabelecer com o paciente. Em outras palavras: o que precisa ser compartilhado é o sentimento de compreensão e confiança mútua.

Como fazer uma boa entrevista clínica

A entrevista é um dos elementos essenciais do encontro clínico, consagrada desde Hipócrates, com a denominação de "anamnese", palavra de origem grega formada por *aná* (trazer de volta, recordar) e *mnese* (memória), ou seja, trazer de volta à mente todos os fatos relacionados com a doença e com o paciente.

A anamnese tem três objetivos: identificar a doença, conhecer o doente e estabelecer uma boa relação médico-paciente.

Na maioria das vezes o recurso de que nos valemos é a palavra falada. É óbvio que em situações especiais, como a de pacientes surdos, por exemplo, lança-se mão de outros meios de comunicação, tais como gestos e palavras escritas. É crescente o interesse dos médicos e demais profissionais da saúde de dominar a língua brasileira de sinais (LIBRAS), o que oferece enorme benefício para a atenção à saúde desses pacientes.

Por intermédio da entrevista constrói-se a história clínica, acrescida de elementos biográficos. Portanto, a história clínica não é o simples registro de uma conversa; é mais do que isso: o resultado de uma conversação com objetivos explícitos, conduzida pelo médico e cujo conteúdo vai sendo elaborado criticamente por ele.

Uma verdade, nem sempre admitida, é que é muito mais fácil aprender a manusear aparelhos do que a fazer anamnese. Os aparelhos obedecem a esquemas rígidos, facilmente explicados em um "manual de instrução", enquanto as pessoas, pela sua individualidade que as fazem únicas, exigem do médico flexibilidade na conduta e capacidade de adaptação para obter uma alta qualidade de comunicação. Nunca se esqueça de que nenhuma anamnese é exatamente igual a outra, inclusive quando a doença é a mesma.

As técnicas de entrevista são indissociáveis da arte do relacionamento. Entrevista é troca e é no campo das relações interpessoais que ela acontece.

Para que se realize uma entrevista de boa qualidade, antes de qualquer coisa o médico deve estar interessado no que o paciente tem a dizer. Demonstrar compreensão e desejo de ser útil faz parte do compromisso tácito que o médico tem com o paciente.

Do ponto de vista das teorias da comunicação, as entrevistas clínicas podem ser estruturadas, semiestruturadas ou não estruturadas.

Entrevistas estruturadas baseiam-se em uma série de perguntas sobre questões bem definidas. Nestes casos o entrevistador permanece absolutamente inflexível, preso a um roteiro. É uma técnica de uso muito restrito na área da saúde, mas que pode ser utilizada em pesquisas, quando se deseja padronizar a obtenção de dados.

Entrevistas não estruturadas não têm um formato rígido, inflexível, predefinido. As questões abordadas vão surgindo livremente; aliás, esta é a melhor maneira de se construir uma boa história clínica.

Entrevistas semiestruturadas apoiam-se em itens previamente estabelecidos, mas que são conduzidas sem rigidez, sofrendo variações à medida que transcorre a anamnese, adaptando-se ao que for abordado pelo paciente. Esta técnica é a de uso mais frequente na prática médica.

De qualquer modo, as entrevistas devem ter uma sequência que possibilite o máximo proveito no encontro com o paciente; isto porque, como salientei em carta anterior, a entrevista clínica não é um simples bate-papo ou uma conversa entre velhos amigos ou desconhecidos, que se encontram pela primeira vez.

O local – o espaço do encontro clínico –, ou seja, onde se faz a entrevista, é um aspecto comumente negligenciado, apesar de ser um elemento importante. Antes de tudo, é necessário que seja um lugar confortável, tanto para o paciente como para o médico. Dependendo das condições do paciente, o local da entrevista tanto pode ser um consultório, como um quarto ou a enfermaria de um hospital. No caso de ser o consultório, independentemente de ser uma clínica particular ou uma instituição pública, o mobiliário deve ser adequado, a temperatura amena, devendo dispor-se de todos os elementos necessários. Pode ser um local muito simples, como costuma ser nos postos de saúde, mas deve ser agradável. Uma alegre cortina na janela e um vaso com uma planta em um canto da sala pode dar um toque especial ao ambiente. Isso é bom para o paciente e para o médico!

Além de mesa, cadeiras, leito, equipamentos específicos de acordo com a atividade de cada médico, também fazem parte do consultório telefones e, hoje, o computador. Estes equipamentos, particularmente os celulares e os computadores, tanto podem auxiliar como atrapalhar a entrevista. Repetidas chamadas telefônicas são intoleráveis intromissões no diálogo entre o paciente e o médico. Só excepcionalmente devem ser permitidas. Se forem inevitáveis deve-se pedir licença ao paciente, para atendê-las, avisando-o de que são urgentes. Os celulares e *smartphones* cada vez mais vão se transformando em intrusos a serem evitados a todo custo. Seja como for, as chamadas telefônicas podem criar barreiras e causar bloqueios que prejudicam seriamente a relação médico-paciente.

Uma paciente me relatou que se sentiu profundamente ofendida, a ponto de nunca mais retornar, quando uma ginecologista, sentada diante de suas pernas abertas, na posição de exame ginecológico, atendeu o celular e bateu um longo "papo" com alguém de sua casa. A paciente considerou este procedimento totalmente impróprio, simplesmente intolerável. E realmente é! O encontro clínico perdeu toda sua liturgia com consequências desastrosas que podem perdurar por longo tempo porque a paciente, vítima daquela falta de consideração, passou a pensar que todos os ginecologistas agem daquela maneira! Aliás, tal atitude pode ser qualificada como uma típica iatrogenia, com consequências imprevisíveis.

O uso do computador, componente importante de um consultório moderno, precisa obedecer a critérios adequados para não perturbar o encontro clínico. Um paciente me relatou que um renomado especialista, que lhe foi indicado pelo seu médico assistente, ficou digitando no computador, posicionado a seu lado, durante toda a consulta, sem olhar uma única vez para ele. A entrevista clínica se resumiu a uma série de perguntas estereotipadas, cujas respostas foram registradas automaticamente no computador pelo médico. O paciente fez o seguinte comentário: "Tive a sensação de estar em uma delegacia fazendo o registro de uma ocorrência policial". Ele disse que perdeu o interesse pela consulta e passou a responder monossilabicamente, sem dar qualquer atenção ao que o médico estava falando, porque já tinha decidido que não levaria em conta a proposta terapêutica que iria receber. Lá permaneceu, sentado diante do médico, apenas por educação. O fracasso daquele encontro clínico já estava consumado. O paciente terminou seu relato, concluindo: "Doutor, aquele médico gosta demais do computador. Ele não manifestou qualquer interesse por mim. Ele tem muita fama, mas me pareceu um menino encantado com seu brinquedo novo. Não volto mais lá!".

Outro aspecto fundamental em relação ao local da entrevista é a questão da privacidade e do sigilo, difícil ou impossível no caso das entrevistas realizadas à beira do leito de um paciente em uma enfermaria. A situação é ainda mais séria quando o médico é professor de uma faculdade de medicina e lá esta rodeado de seus alunos. É bom lembrar que a obrigação de sigilo não é dispensada na atividade docente.

Outra questão importante é a habilidade com que o médico formula as perguntas. Isso influi de maneira substancial na origem e no desenvolvimento de uma boa relação com o paciente. Reaparece aqui, mais uma vez, a necessidade de uma linguagem adequada para que haja boa compreensão e fluidez no diálogo. Em primeiro lugar, não se deve usar termos técnicos ou, quando forem indispensáveis, convém, explicar ao paciente o significado deles. Por exemplo: taquicardia no lugar de palpitação, síncope quando se trata de desmaio, dispneia para designar falta de ar e assim por diante. É sempre melhor dialogar com o paciente usando um linguajar que ele entenda. Quando é o paciente que toma a iniciativa de descrever seus sintomas com termos científicos, a primeira coisa a fazer é indagar dele o significado da palavra. É comum que o paciente use termos técnicos de modo inapropriado.

Fato curioso é que, nos desenhos de crianças internadas em hospitais, a forma e a localização de seus órgãos surgem reinterpretados de acordo com suas fantasias, seus medos e expectativas. As experiências desagradáveis ou preocupantes podem ser negadas ou separadas da imagem que a criança tem de seu corpo. Com os adultos é o mesmo acontece; a diferença é que eles expressam suas preocupações com palavras, e não com desenhos.

A imagem corporal e a concepção dos órgãos podem adquirir formas que se aproximam mais do seu significado simbólico do que de sua anatomia.

A "anatomia simbólica" se assim se poderia dizer, está estreitamente relacionada com as características socioculturais da população. Ela pode dar origem às teorias que sustentam a prática das chamadas, impropriamente, medicinas alternativas.

As perguntas dirigidas ao paciente devem demonstrar respeito pelos seus sentimentos, devendo ser formuladas com tato e palavras adequadas, sem se esquecer dos mecanismos de defesa, apreensões e tabus. Isso não quer dizer, por exemplo, que nunca será pronunciada a palavra "câncer". Nestes casos, em um primeiro momento, quando esta possibilidade for apenas uma hipótese diagnóstica, é mais conveniente atenuar o impacto que sempre acompanha esta palavra. O médico deve dizer: "Bem, há possibilidade de ser um 'tumor', mas, somente após os exames, poderei chegar a uma conclusão". Há diferentes maneiras de falar a verdade.

Respeito, integridade e compaixão são qualidades humanas indispensáveis para o exercício da medicina e de todas as profissões da área da saúde. Devem, portanto, permear toda a entrevista. Aliás, o melhor momento para exteriorizar essas qualidades é exatamente durante o encontro clínico, por intermédio de palavras, gestos, atitudes e ações que transmitem ao paciente segurança, tranquilidade e confiança.

É reconhecido o risco de se impregnar a entrevista clínica com preconceitos, crenças e motivações do próprio médico, sem falar no espírito preconcebido que consiste em conduzir o raciocínio diagnóstico para aquilo que se deseja encontrar. Como obter uma visão do paciente livre de preconceitos? Nunca é demais ressaltar que a principal "ferramenta" do entrevistador é sua mente. Domínio da técnica da entrevista e disciplina mental possibilitam evitar ideias preconcebidas que se transformam em perguntas mal formuladas que vão restringir a oportunidade do paciente de expor o que sente e o que a doença representa para ele. É necessário, pois, aquietar a mente para se conseguir focalizar corretamente o que o paciente deseja comunicar. Nestes momentos é que ciência e arte tornam-se totalmente indissociáveis.

6

Por que o exame clínico é insubstituível?

O exame clínico é insubstituível na prática médica! Sempre que posso, falo e escrevo sobre isso. Ao longo de mais de 50 anos de convívio com pacientes, procurando exercer uma medicina de alta qualidade, aprendi que o exame clínico é insubstituível em três situações: (1) para formular hipóteses diagnósticas; (2) para estabelecer uma boa relação médico-paciente; (3) para tomar decisões, sejam diagnóstica, terapêutica ou prognóstica.

Você poderá indagar: os exames complementares, muito mais objetivos e precisos, não estão substituindo o exame clínico? Respondo: sim, estão e com graves prejuízos para a qualidade da medicina. Não se pode negar que determinados achados laboratoriais ou de imagens também levantam hipóteses diagnósticas, mas não é este o principal objetivo dos exames complementares. O objetivo dos exames complementares é a comprovação do diagnóstico, aspecto inquestionável da medicina moderna.

Não tenha dúvida: o médico que aventa hipóteses diagnósticas consistentes é o que seleciona e interpreta com mais acerto os exames complementares. *Nenhum médico em nenhum lugar do mundo realiza em todos os seus pacientes todos os exames atualmente disponíveis!* Isso é economicamente inviável e cientificamente desnecessário. Mais ainda: quem faz bons exames clínicos aguça o espírito crítico e nunca se esquece de que os laudos de exames complementares são apenas "resultados de exames" que podem estar certos ou errados, ajudar ou atrapalhar, esclarecer ou confundir, porque não representam nem uma avaliação global do paciente nem uma avaliação específica daquele paciente. Não se pode, portanto, confundir laudos de exames complementares com decisão diagnóstica. A decisão diagnóstica é um processo cognitivo complexo que leva em conta todos os dados coletados no exame clínico e nos exames complementares, aos quais se somam elementos diretamente relacionados com o doente e não com a doença.

Uma decisão terapêutica, por sua vez, é um processo ainda mais complexo, pois tem implicações científicas, éticas, legais, socioculturais e econômicas. Somente o exame clínico tem flexibilidade e abrangência suficiente para encontrar as chaves que individualizam – personalizam, melhor dizendo – uma proposta terapêutica. Nunca me esqueci, ao longo de uma vida cuidando de pacientes, de que as "doenças podem ser semelhantes, mas os doentes nunca são exatamente iguais". Isso quer dizer que sempre existem particularidades advindas das características pessoais (sexo e idade são as mais óbvias), étnicas (sem querer alimentar preconceito e sem fazer nenhuma discriminação), psicológicas (cada paciente interpreta a doença a seu modo), culturais (o nível de escolaridade, por exemplo, tem grande influência na compreensão e na adesão ao tratamento) e socioeconômicas (tudo tem custos e consequências nas condições financeiras do paciente, de sua família, do plano de saúde, do orçamento do governo).

Outra situação em que o exame clínico é insubstituível é para o relacionamento com o paciente. É bom saber – e nunca se esquecer – que a relação médico-paciente é a essência de uma medicina de excelência! Não se pode esquecer também de que a relação médico-paciente "nasce" e "cresce" – ou pode "morrer" – durante o exame clínico. O "nascimento" pode ser uma palavra ou um simples olhar; porém, o "crescimento" é um processo mais delicado e depende de todos os momentos do exame do paciente, continuando em todos os encontros com ele.

A meu ver, a relação médico-paciente não traduz apenas a qualidade da prática médica, mas mais do que isso, interfere diretamente na própria aplicação dos conhecimentos científicos, bastando citar como exemplo a adesão dos pacientes ao tratamento. A adesão, um desafio permanente na prática médica, é o resultado mais visível de uma boa relação médico-paciente. A ação farmacológica dos medicamentos é influenciada pela relação médico-paciente, embora os mecanismos envolvidos ainda sejam "quase totalmente desconhecidos". O efeito placebo é o aspecto mais evidente!

Mesmo aqueles que desejam exercer a medicina sem levar em conta o lado humano da profissão – e muitos médicos procuram fazer isso – mais cedo ou mais tarde descobrirão que o médico não é um "técnico" que conserta ou troca peças de um "robô" (é bom lembrar que, de acordo com as leis da robótica, no futuro os robôs serão consertados por robôs, dispensando a intervenção dos "humanos"). Em contrapartida, tudo leva a crer que os pacientes continuarão sendo cuidados pelos médicos!

7

Afinal, o que é olho clínico?

Por certo, vez por outra ainda ouve-se falar em olho clínico. Mas, afinal, o que é isso? É uma antiga expressão aplicada àqueles médicos que tinham a capacidade de identificar, rapidamente, uma doença, mesmo não dispondo de bons recursos para se chegar a um diagnóstico. Esta época já passou, porém, a expressão "olho clínico" pode permanecer, só que precisa ser redefinida.

Então, o que seria "olho clínico"? Um complexo processo cognitivo que tem início quando nos deparamos com um paciente. Se tivermos, de fato, interesse em fazer um diagnóstico correto, ou seja, quando queremos saber o que está ocorrendo com aquela pessoa, entra em alerta máximo todos os nossos sentidos, ao mesmo tempo em que se utiliza, consciente ou inconscientemente, a base de dados que já temos armazenados em nossa mente. Em outras palavras: o que se chama "olho clínico" não passa de um processamento de dados pelo nosso cérebro, só que de modo extremamente rápido, mobilizando conhecimentos em nível inconsciente e experiências anteriores. Mal comparando, é como se o cérebro fosse um computador com vários programas armazenados e prontos para reconhecerem uma situação, igual ou parecida, já vista anteriormente.

Portanto, podemos entender como "olho clínico" a capacidade de identificar indícios e encontrar pistas para tirar as melhores conclusões à medida que os dados vão surgindo, tanto com relação à doença como no que se refere ao paciente. "Olho clínico" não é adivinhação ou o simples resultado de nossa intuição, mas, sim, raciocínio dedutivo, só que em nível inconsciente.

Sob essa perspectiva, torna-se claro que uma decisão diagnóstica nunca pode resumir-se a uma parte dos dados, muito menos ser confundida com o que está escrito no laudo de um exame, por mais sofisticada que seja a máquina que o produziu. Não estou dizendo para se ignorarem os laudos. Não! Precisamos deles, mas, não podemos ficar restritos a eles.

Para se fazer uma boa proposta terapêutica não se pode negar que o reconhecimento de uma "lesão" ou de uma "disfunção" é uma etapa fundamental, mas é necessário compreendê-la no contexto da vida do paciente. Melhor dizendo, é indispensável levar em conta tudo o que se relaciona àquela pessoa: família, trabalho ou aposentadoria, plano de saúde, local de residência, nível cultural, condições financeiras. Poder-se-ia até dizer que "olho clínico" é a capacidade de levar em conta todos esses fatores. Deste modo, o diagnóstico torna-se personalizado, ou seja, adquire significado específico para cada paciente.

Em suma, o médico não deve se preocupar em fazer diagnósticos rápidos a partir de uma simples "olhada" ao paciente. Isso não é "olho clínico", é apenas um "palpite". O bom médico aprende a considerar tudo que é relacionado com a doença – dados clínicos e laudos de exames –, e só então chega a uma conclusão. Se esta for a correta, pode-se dizer que ele tem "olho clínico".

8

Raciocínio clínico

Ao longo dos anos, cheguei à conclusão de que está errada a maneira como ensinamos aos estudantes o raciocínio diagnóstico, melhor dizendo, o raciocínio clínico, porque fazem parte dele não apenas a decisão diagnóstica, mas, também, a proposta terapêutica e a avaliação prognóstica.

Isso porque, no início da aprendizagem clínica, o estudante costuma ficar limitado à "técnica" da coleta dos dados clínicos do paciente, sem preocupação diagnóstica e terapêutica. O paciente é examinado de modo estereotipado, com o objetivo de preencher um prontuário, quase sempre seguindo rigorosamente um roteiro. Até certo ponto, isso é justificável para facilitar o ensino, mas não corresponde ao mundo real da prática médica.

Só após o preenchimento do prontuário o estudante se dedica ao raciocínio diagnóstico. Relaciona "todos" os dados anormais, seja da história ou do exame físico, e, integrando os achados, à luz de seus conhecimentos de anatomia, fisiologia, e fisiopatologia, aventura-se a formular hipóteses diagnósticas sob a forma de síndromes ou de entidades clínicas.

O médico desempenha esta tarefa de um modo muito mais dinâmico, sem segmentar seu trabalho em etapas tão estereotipadas. A partir da queixa principal, ou, antes mesmo, tão logo lança um olhar ao paciente, o médico inicia o raciocínio clínico, procurando compreender o problema e formulando hipótese(s). À medida que acumula informações, vai integrando e correlacionando os dados com os conhecimentos armazenados em sua memória. Tal processo mental gera a necessidade de novos dados que vão reforçar ou enfraquecer a hipótese inicial. Por exemplo, quando o paciente se apresenta ao médico com edema generalizado, ocorre de imediato a possibilidade de um distúrbio cardíaco, hepático ou renal. À medida que vai obtendo novos dados o raciocínio diagnóstico vai avançando. Assim, se o paciente relata dispneia e palpitações, a hipótese de doença cardíaca passa a ocupar o primeiro lugar. Se o paciente informa ser alcoolista a possibilidade de distúrbio hepático cria corpo na mente do médico. É um processo mental contínuo, flexível, dinâmico, até certo ponto semelhante à busca das peças adequadas para resolver um quebra-cabeça.

De maneira esquemática, o aprendizado do raciocínio diagnóstico pode ser dividido em quatro etapas. Na primeira, quando o estudante está fazendo sua iniciação clínica, ele é obrigado – e isto é inevitável – a fixar sua atenção na "técnica da entrevista". Isso porque é na correta coleta de dados que se assentam as bases do raciocínio diagnóstico. Chega a lhe causar certa frustração ao não conseguir transformar os dados que obtém no exame do paciente em hipóteses diagnósticas. Contudo, esta etapa logo é superada.

A segunda etapa no desenvolvimento do raciocínio clínico depende de aquisição de conhecimentos anatomopatológicos e fisiopatológicos, ou seja, é necessário armazenar na mente certo número de informações que possam ser correlacionadas com os sintomas e os sinais encontrados no exame clínico. Voltando à comparação, seria como o processo mental de se armar um quebra-cabeça, sabendo-se de antemão qual figura deve ser formada. Um bom raciocínio consiste exatamente em colocar cada peça no local correto. Se as peças entram no lugar certo a figura vai surgindo, ou seja, a hipótese diagnóstica vai tomando forma.

Na terceira etapa, só alcançável ao longo dos anos, o raciocínio diagnóstico passa a caminhar lado a lado com a obtenção dos dados, tal como faz um médico experiente. A cada elemento obtido no exame de um paciente, hipóteses diagnósticas vão se fortalecendo ou enfraquecendo, à medida que novos achados semióticos vão surgindo. Em determinados casos, nem sempre se consegue chegar a uma hipótese diagnóstica consistente, mas é sempre possível levantar hipóteses prováveis que poderão depender inclusive de dados fornecidos por exames complementares para se fortalecerem.

Chega-se, então, ao momento de escolher o(s) exame(s) complementar(es) que comprova(m) o diagnóstico, praticamente indispensável(is) na medicina moderna. Os resultados desses exames podem fornecer novas pistas para a identificação, a mais completa possível, da doença.

A quarta e última etapa é a comprovação diagnóstica que, em alguns casos, pode ser feita apenas com dados clínicos, mas, com frequência, vai depender de exames laboratoriais, de imagens, cito ou histopatológicos.

Com esses dados em mãos e conhecendo-se as características pessoais do paciente, é possível decidir por uma proposta terapêutica e uma avaliação prognóstica, fechando-se o processo que teve início na queixa do paciente.

Em resumo, um bom raciocínio clínico possibilita identificar a doença e conhecer o paciente. Aí, então, torna-se possível fazer um diagnóstico correto, propor a melhor alternativa terapêutica e estabelecer com alguma segurança a evolução e o prognóstico da doença.

9

Técnicas estatísticas servem para analisar sinais e sintomas?

Como subproduto do movimento que deu origem à medicina baseada em evidências (MBE), surgiram propostas para se aplicarem técnicas estatísticas para avaliação dos sinais e sintomas relatados pelos pacientes; entre estas destaca-se o manual *Evidence Based Physical Diagnosis*, de Steven McGee,[1] cuja primeira edição foi publicada em 2000 e a segunda em 2007.

O valor das técnicas estatísticas, essência da MBE, é inquestionável na avaliação da eficácia de medicamentos e outros modos de tratamento, bem como na definição do valor diagnóstico de novos equipamentos e testes laboratoriais.

A proposta básica de McGee foi analisar a sensibilidade e a especificidade de dados obtidos no exame físico, assim como o poder discriminatório dos sinais e sintomas para aventar hipóteses diagnósticas, mas também para avaliar outros parâmetros, tais como risco de vida e tempo de internação. Contudo, as técnicas estatísticas disponíveis não são inteiramente adequadas para isso, em virtude da variabilidade das manifestações clínicas e do grande número de combinações possíveis. O raciocínio diagnóstico exige

---

[1]McGee, S. *Evidence Based Physical Diagnosis*. Saunders/Elsevier, 2000.

que a interpretação do significado dos sinais e sintomas seja feita no contexto de cada paciente. Apenas em situações especiais é possível interpretar isoladamente um determinado sinal ou sintoma: são os chamados sinais ou sintomas patognomônicos. Nesses casos pouco ou nada acrescentam as técnicas estatísticas no raciocínio diagnóstico.

O mesmo não acontece quando se faz o raciocínio a partir de dois ou mais sintomas; aí, então, a sensibilidade e a especificidade de cada um deles dependem do contexto clínico, no qual sempre são encontradas inúmeras variáveis. Basta, por exemplo, mudar a idade do paciente para modificar radicalmente o significado diagnóstico de um sintoma ou sinal. Tomemos como modelo a febre. Considerada de maneira isolada, seu poder discriminatório é muito baixo, pois um sem-número de doenças infecciosas ou de outras naturezas podem se acompanhar de febre. Portanto, tanto a sensibilidade como a especificidade são muito baixas. Se acrescentarmos outro sinal ou sintoma em um paciente com febre, o poder discriminatório deste sinal se modifica completamente. Se o sintoma for tosse, a possibilidade de uma infecção pulmonar é evidente, mas se a febre for de longa duração, o raciocínio diagnóstico nos encaminha para tuberculose pulmonar; se for de curta duração, a possibilidade de pneumonia bacteriana passa para primeiro lugar; se a febre estiver associada a linfadenopatia, isso muda inteiramente o raciocínio diagnóstico, e assim por diante.

A sensibilidade, a especificidade e o poder discriminatório de sinais e sintomas não precisam ser "quantificados" estatisticamente para serem bem utilizados no raciocínio diagnóstico. A "sensibilidade clínica" é que nos leva à hierarquização das manifestações clínicas no complexo processo mental que é o raciocínio diagnóstico.

Como salienta Trisha Greenhalgh em seu livro *Como Ler Artigos Científicos – Fundamentos da Medicina Baseada em Evidências*:[2] "as

---

[2]Greenhalgh, T. *Como Ler Artigos Científicos: Fundamentos da Medicina Baseada em Evidências*. 2ª Ed. Porto Alegre: Artmed, 2005.

pesquisas qualitativas procuram uma verdade mais profunda; para isso visam estudar as coisas em sua situação natural, preservando a complexidade, ao invés de simplificar o estudo, eliminando os fatores de confusão. Muitas vezes é necessário alterar a hipótese e o método de pesquisa, o que contraria radicalmente os preceitos das pesquisas quantitativas, sempre baseadas em técnicas estatísticas, comprovadamente insuficientes diante da impossibilidade de padronizar as maneiras de um paciente sentir-se doente".

Conclui-se, então, que, quando se deseja aplicar técnicas estatísticas aos dados clínicos, é necessário ter em mente que a medicina não é uma ciência exata e o paciente não é uma máquina com uma peça avariada. Isso não quer dizer que se pode dispensar a maior objetividade possível nas decisões diagnósticas e nas propostas terapêuticas. Este é o maior desafio da medicina de excelência: procurar ser o mais exato possível no meio de tantas incertezas.

Discussão de casos clínicos à beira do leito e a medicina de excelência

Nos hospitais ou em qualquer local onde se realize o ensino prático da medicina costuma-se discutir diagnóstico e tratamento à beira do leito ou nos consultórios onde os pacientes são atendidos. Isso faz parte da dinâmica atual do ensino da medicina, em virtude da necessidade da aprendizagem prática em situações reais, ou seja, com doentes. Aliás, não há contra-argumentação: nada substitui o trabalho direto com pacientes! Por mais bem feitas que sejam as "simulações", nunca deixarão de ser apenas "simulação". Medicina de excelência só é possível se o exame clínico é excelente, e este não se aprende em manequins.

A primeira coisa que se deve saber é que os pacientes estão sempre muito atentos a tudo que se fala a respeito deles, principalmente quando sofrem de doenças graves, ou que colocam a vida em risco. Alguns fingem que estão dormindo para ouvir melhor, mas estão prestando muita atenção em tudo que se fala!

Comentários inadequados, expressões que significam diagnósticos de doenças malignas ou incuráveis e prognósticos pessimistas podem ser fonte de grande ansiedade e sofrimento psíquico, que aumentam ainda mais o padecimento do paciente. Surge, então, uma pergunta inevitável: *Como conciliar o respeito ao paciente com o ensino prático da medicina?*

Em primeiro lugar, há que se ter máximo cuidado com as palavras que soam como estigmas ou sentenças de morte, como câncer, neoplasia maligna, AIDS, lepra, incurável, óbito, fatal e outras tantas, que não devem ser pronunciadas de modo inconsequente na presença de um paciente. Há momentos em que são inevitáveis, mas, então, os médicos e os estudantes têm de escolher o momento mais oportuno e a maneira mais adequada para dizê-las. Aliás, seria melhor desenvolver o hábito de discutir diagnóstico diferencial, resultados de exames, hipóteses diagnósticas e possibilidades prognósticas em outro local, longe do paciente. Contudo, isso nem sempre é possível "ainda". Estou colocando entre aspas a palavra "ainda" porque temos de evoluir na maneira de discutir os casos para não agredir o mundo emocional dos pacientes. Aliás, devemos sempre fortalecer a esperança do paciente, seja qual for a possibilidade terapêutica, mesmo que seja apenas paliativa.

Não se deve esquecer de que, para o doente, o seu problema é sempre importante e não é raro que ele alimente o receio de não sarar ou de morrer. É nossa obrigação fazer tudo que pudermos para ajudá-lo neste momento. Palavras poderão eliminar temores e alimentar esperanças, se bem escolhidas.

Com bom senso e sabendo colocar a condição humana em primeiro lugar, ou seja, acima de qualquer outra coisa, é possível até aproveitar a discussão à beira do leito para tranquilizar o paciente, estimular suas forças e motivá-lo para lutar pela sua recuperação. Essa até poderia ser a definição de medicina de excelência: aquela que alimenta o desejo de superar uma doença e recuperar a saúde.

Relato de um encontro clínico "fora dos padrões"

Ao se fazer a anamnese, o significado de uma pergunta pode ser totalmente diferente para o médico e para o paciente, como se pode observar a partir do relato do encontro clínico descrito, a seguir, em cinco atos.

▪ PRIMEIRO ATO

Um paciente que morava nas margens de um afluente do rio Negro, ao se sentir adoentado, sem poder trabalhar, decidiu ir à procura de um médico em Manaus. Levantou cedo, guardou no embornal a farofa que sua mulher preparara naquela madrugada, pegou sua rede, uma camisa e uma cueca. Embarcou em sua canoa e remou durante várias horas para chegar ao rio Negro no final daquela tarde, a tempo de pegar o barco que o levaria a Manaus. Não se esqueceu de levar seu radinho de pilha, único elo entre ele e o mundo.

▪ SEGUNDO ATO

Naquela mesma noite o médico que o atenderia no dia seguinte e que era professor da faculdade de medicina fora para seu escritório, em sua casa, para estudar e preparar uma aula, hábito que cultivara durante toda a sua vida. Consultou livros, visitou alguns *sites* da internet, ouviu um pouco de música clássica e foi dormir ao lado de sua mulher.

TERCEIRO ATO

O sol nascia sobre a floresta amazônica quando o ribeirinho saiu da rede após uma noite maldormida, já que estava intranquilo e inseguro. Era a primeira vez que deixava sua casa, sua mulher e seus filhos em busca de assistência médica. Na mesma hora, o médico acordava, bem disposto, contente com a vida, pois gostava de seu trabalho como médico e como professor. Tinha grande interesse pelos pacientes e seus alunos. Tomou um bom café da manhã, beijou sua mulher, pegou seu carro para deixar os filhos no colégio e ir para o hospital, onde atenderia os pacientes no ambulatório de clínica médica. No mesmo momento, o ribeirinho desembarcou no cais de Manaus, tomou um café com leite no primeiro boteco que encontrou e pediu informações a um guarda sobre como chegar ao Hospital Universitário.

QUARTO ATO

O médico e o paciente chegaram quase juntos ao hospital. Era um dia tranquilo de atendimento, e a funcionária que o atendeu foi atenciosa e prestativa; deu-lhe uma ficha para que fosse examinado naquela manhã mesmo na clínica geral.

QUINTO ATO

O médico já havia tomado seu lugar na sala de consulta do ambulatório. Naquele dia não havia estudantes; estavam em greve. O paciente permaneceu sentado em um banco em frente à sala cujo número correspondia à sua senha. Ele era analfabeto, mas conhecia números. Uma auxiliar abriu a porta e chamou seu nome. Levantou-se, caminhou um pouco assustado naquele ambiente

Cartas aos Estudantes de Medicina

totalmente estranho, tendo em seus pensamentos a lembrança de sua mulher e de seus filhos. O médico, demonstrando educação, colocou-se de pé para receber o paciente, com ar amistoso, convidando-o a sentar-se diante da escrivaninha. Naquele momento tinha início um "encontro clínico" com toda a sua complexidade, embora parecesse algo tão simples, ou seja, "dentro dos padrões": um paciente em busca de assistência médica! É fácil imaginar a distância entre aquelas duas pessoas com tantas diferenças – socioeconômicas, culturais, educacionais. Viviam em mundos diferentes: os desejos, as expectativas, os sonhos, as possibilidades, as limitações, tudo era diferente. Ao iniciar a entrevista, o médico, que sempre se interessou pela relação médico-paciente, levou em conta tudo isso. Contudo, as vivências e as expectativas eram diferentes, como se pode perceber pelo seguinte diálogo:

– Bom dia, seu José! [*O médico sabia o nome dele porque estava no prontuário*]

– Bom dia, doutor. [*O paciente não sabia o nome do médico. Era apenas o "doutor"*]

– O que o senhor sente? [*Era sua maneira de iniciar a anamnese*]

– O que eu sinto, doutor, é muita saudade da minha mulher e de meus meninos! Deixei eles ontem de madrugada. Minha mulher toma conta direitinho deles. Eu sei, mas estou preocupado.

– Seu José, o que senhor tem? [*O médico reformulou sua pergunta, pensando que o paciente não havia entendido o seu "significado"*]

– Ah! Doutor, não tenho quase nada. Só tenho umas galinhas, um porquinho engordando no chiqueiro, uma rocinha de mandioca, pouca coisa, doutor!

– Seu José, qual é sua doença? [*O médico pensou novamente que fizera a pergunta de maneira errada. Na mente do paciente, naquele momento "sentir" e "ter" não estavam relacionados com sua doença. Por isso, o médico decidiu, mesmo contrariando o que ensinava a seus alunos, fazer uma pergunta mais direta*]

– Ah! Doutor, o senhor é que sabe, o senhor é médico. O senhor sabe muita coisa, vim aqui para o senhor me curar, para eu poder voltar logo a minha casa. Preciso tomar conta da minha família e de minhas coisinhas.

– Seu José, por favor, tire a camisa e deite-se nesta mesa para eu poder examiná-lo. [*O médico percebeu que precisava mudar a estratégia para encontrar um ponto de contato entre ele e o paciente*]

A partir de então, as expectativas do médico e do paciente entraram em sintonia. Naquele momento, o encontro clínico teve início de verdade, uma vez que o médico se deu conta de que teria de fazer uma adaptação das "técnicas da entrevista" para aquele paciente. Naquele caso, a melhor técnica foi fazer a história durante a realização do exame físico. À medida que examinava o paciente, fazia as perguntas que tornavam possível a construção de uma história clínica.

Esse relato serve para explicar a necessidade de conhecer não apenas as bases e as técnicas de uma entrevista clínica, mas, também, algo mais: ter consciência de que o mundo do paciente, incluindo tantos aspectos que o médico desconhece, pode ser tão diferente do dele que só será possível levar adiante a elaboração da anamnese se ele souber usar a principal qualidade do método clínico, sua flexibilidade. Portanto, ao estudar as técnicas da entrevista, nunca esqueça: a melhor "técnica" é a que torna possível estabelecer uma verdadeira comunicação com o paciente. Nesse caso, por exemplo, foi necessário estar "fora dos padrões" para se fazer uma boa anamnese.

12
O curso de medicina como fonte de ansiedade

Este é um tema delicado, mas é necessário abordá-lo: o curso de medicina pode ser fonte de ansiedade? Ao que eu saiba, quem primeiro levantou a questão do curso de medicina como gerador de tensões e ansiedades foi o educador George Miller, autor do famoso livro *Pedagogia Médica*, cuja 1ª edição em português foi publicada em 1967 e teve grande influência na formação de professores de medicina daquela época.

Miller[1] salientava que, em princípio, cada estudante reagia a essas tensões de acordo com sua maturidade emocional. Mas, diversos fatores participavam da maneira de reagir.

É importante que se saiba, desde logo, que muitas dessas tensões são inevitáveis e boa parte delas se dissipam naturalmente sem maiores consequências à medida que avança no curso.

É comum os estudantes verificarem que, para numerosas doenças, não existe tratamento eficaz, e o médico nada mais faz que aliviar os sintomas e acompanhar a evolução da enfermidade, pouco ou nada alterando sua história natural.

---

[1] Miller, GE. *Ensino e Aprendizagem nas Escolas Médicas*. Cia. Ed. Nacional, 1967.

Essa constatação pode causar profunda decepção àqueles que, em suas fantasias de adolescentes, alimentadas por personagens de televisão, cinema e obras literárias, idealizam o médico como um profissional quase onipotente, capaz de influir decisivamente sobre a saúde e a doença, a vida e a morte. Sentem-se frustrados, como alguém que foi ludibriado na escolha de uma carreira. No mundo midiático o médico como herói é apenas o fruto da imaginação de roteiristas e diretores. É necessário maturidade para abandonar esta visão fantasiosa e reagir de maneira saudável a esse sentimento de frustração, adaptando-se à dura realidade da profissão médica. Isso, em nada, obscurece a beleza da medicina como profissão.

Alguns estudantes ameaçam até abandonar o curso e alguns de fato o fazem. Poucos são os que retomam um curso abandonado por decepção ou frustração, nos primeiros contatos com cadáveres e doentes.

Outra fonte de ansiedade é constatar o valor relativo de todas as afirmativas em medicina. É necessário compreender que nada existe de absoluto: os mesmos sintomas podem decorrer de doenças diferentes, induzindo a erros; a mesma doença pode produzir sintomas diversos, provocando confusão e equívocos. Cada paciente é um universo particular com apenas alguma semelhança com outro. Cada paciente responde de maneira particular ao mesmo tratamento. Por tudo isso, não há como negar que as verdades em medicina são relativas e provisórias. E isso nos obriga a conviver com dúvidas e incertezas.

Ao verificar divergências entre professores sobre condutas, seja na investigação diagnóstica, seja na proposta terapêutica, o estudante pode se sentir desorientado, sem saber em quem acreditar. O estudante imaturo pode reagir com hostilidade, desejando no íntimo estar matriculado em outra escola, onde os professores lhe dessem uma orientação segura! Isso, por certo, provoca ansiedade em quem está buscando aprender como diagnosticar as doenças e como tratar os doentes. Tal comportamento é normal em uma pessoa ainda emocionalmente dependente, que se sente insegura e necessita de apoio.

Esta situação, entretanto, longe de ser prejudicial, é benéfica, pois, desde o início do processo de tornar-se médico, é importante que os estudantes sejam alertados para as incertezas da medicina, para que desenvolvam juízo crítico e discernimento, para que não fiquem, mais tarde, aprisionados em esquemas, normas, diretrizes, que passam a aceitar passivamente. Aliás, como vimos no Capítulo 7, *Afinal, o que é olho clínico?*, "olho clínico" é a capacidade de encontrar o melhor caminho para uma boa prática médica, apesar das incertezas e limitações.

Outra fonte de ansiedade é a tomada de consciência da extensão de conhecimentos que se necessita adquirir no reduzido tempo de que se dispõem. Os professores podem contribuir para agravar a situação, pois são especialistas em determinado setor e alguns querem que os alunos sejam "semiespecialistas", porque eles próprios não têm uma visão do que é essencial no aprendizado da medicina. Aliás, esses são os que merecem a definição jocosa de especialista, assim enunciada: "especialista é aquele que sabe cada vez mais de cada vez menos até que um dia saiba quase tudo de quase nada". Uma das consequências dessa visão estreita de muitos docentes é o estimulo à especialização precoce. Fazem isso na melhor das intenções porque acreditam que esta é a única maneira de exercer a profissão médica.

Não deixa de ser outra fonte de ansiedade o convívio com professores pesquisadores que estão mais interessados na observação dos fatos do que no cuidar dos doentes. Como não se pode dissociar o ensino da pesquisa e onde não há pesquisa o ensino tende a deteriorar-se, a participação dos estudantes de medicina é salutar e deve ser estimulada. A meu ver, é perfeitamente conciliável uma boa prática médica com investigação clínica.

Com o passar do tempo e, se houver boa orientação, a ansiedade não lhe causará grande sofrimento, talvez umas noites de insônia, que devem ser aproveitadas lendo alguns versos de Fernando Pessoa, Manuel Bandeira, Cora Coralina, Pablo Neruda, Walt Whitmam ou de Adélia Prado... Ou vendo um bom filme... Ou namorando!

Para que serve o laboratório de habilidades clínicas?

O aprendizado da semiologia, ou seja, o domínio do método clínico, pode ser obtido por meio de diversas técnicas didáticas e em vários cenários. A maneira tradicional, que veio desde a criação das primeiras escolas médicas do Brasil, em 1808, herdada da medicina europeia, principalmente a francesa, é um curso teórico abrangendo os principais temas, acompanhados de atividades práticas em hospitais universitários. Não resta dúvida de que foi uma maneira eficiente, pois, possibilitou a formação de milhares de médicos de muito boa qualidade. Mas, os tempos mudaram e surgiram melhores estratégias para se aprender a examinar um paciente.

Os consultórios e as enfermarias dos hospitais continuam sendo indispensáveis para treinamento semiotécnico e para desenvolver o raciocínio clínico, mas o *laboratório de habilidades clínicas* representa, sem dúvida, uma nova estratégia, com muitas vantagens. A principal é propiciar um eficiente treinamento das técnicas semióticas, tanto para obter histórias clínicas como para fazer o exame físico, antes do contato direto com os doentes, utilizando-se, para isso, manequins e atores.

Os pacientes-atores encenam uma história clínica fictícia em um "consultório real" localizado em uma *sala-espelho*. As histórias clínicas representadas pelos atores são escritas, sob a forma de roteiros de cenas teatrais, pelos professores de semiologia, dando ênfase não apenas à técnica da entrevista clínica, mas, também visando a outros objetivos, tais como desenvolver postura ética na relação médico-paciente, capacidade de compreender a linguagem e as reações emocionais dos pacientes, familiares e acompanhantes.

As técnicas do exame físico, em geral, são facilmente demonstradas em manequins, os quais podem ter diferentes possibilidades, desde os mais simples até os mais sofisticados, com avançados componentes eletrônicos que possibilitam manifestar dor, irritação, ou seja, com capacidade de imitar reações humanas em diversas situações clínicas.

Há interessantes manequins para ausculta cardíaca e pulmonar, em que todos os sons do coração e dos pulmões podem ser ouvidos repetidas vezes até que haja memorização e compreensão de todas as suas características semiológicas. Torna possível, ainda, o treinamento exaustivo sem o grande desconforto que isso costuma causar aos pacientes. Há grande variedade de manequins, entre os quais se destacam os que simulam parto com diferentes graus de dificuldade, assim como os planejados para treinamento da reanimação cardiorrespiratória.

Além de manequins, atores também podem ser utilizados para o ensino de semiotécnica.

De maneira simplificada, as principais vantagens de um laboratório de habilidades clínicas são:

- Os procedimentos podem ser repetidos inúmeras vezes, o que, no caso de pacientes, é muito desconfortável
- Erros podem ser corrigidos de imediato sem qualquer constrangimento do estudante (e do "paciente")
- Não demanda a presença de doentes na fase inicial do treinamento semiotécnico

- É um fator de motivação importante para o aluno adquirir conhecimentos e desenvolver habilidades
- Propicia maior segurança para quando o estudante for examinar pacientes reais.

No laboratório de habilidades clínicas, a semiotécnica da anamnese deve ser ensinada em um ambiente que simula um consultório médico. Esse espaço é composto por um consultório tipo sala-espelho circundado por corredores laterais onde existem cadeiras, microfones e audiofones, que possibilitam ver e ouvir o que está se passando lá dentro. O professor e os alunos observadores ficam nos corredores laterais assistindo à consulta, porém sem serem vistos pelo aluno-médico ou pelo paciente-ator.

Após o aluno-médico atender o paciente-ator e construir sua história clínica, ao mesmo tempo em que vai se estabelecendo a relação com o paciente, todos os acadêmicos se reúnem com o professor para comentar acertos e falhas, esclarecer dúvidas e discutir situações relacionadas com técnicas semiológicas, questões emocionais e atitudes éticas surgidas durante a consulta simulada. Isso tem uma inegável utilidade didática.

Pode-se até dizer que a grande mudança ocorrida no ensino da semiologia nos últimos anos é a utilização do laboratório de habilidades clínicas.

Pergunta que se ouve com frequência: *Quando os estudantes devem começar as atividades no laboratório de habilidades?* Estou convencido que deve ser tão logo iniciam o curso de medicina. Percebo, inclusive, a possibilidade de integrar os anfiteatros de anatomia, cada vez mais povoados por manequins e computadores, com o laboratório de habilidades clínicas. A clássica separação entre disciplinas básicas e disciplinas clínicas é uma estratégia superada. A integração dos cenários de atividades práticas com os *laboratórios morfofuncionais* e os de *habilidades clínicas* será um grande passo na evolução do ensino médico.

Em contrapartida, é preciso deixar bem claro que nada substitui o contato direto com pacientes para o aprendizado do método clínico. As atividades em um laboratório de habilidades clínicas é apenas uma etapa preparatória, cujo objetivo é facilitar o trabalho dos estudantes com "pacientes de verdade".

Parte 2

O Que é Ser Médico?

14 Tornar-se médico, 52
15 O que é ser um médico moderno?, 55
16 Receita infalível para alcançar o sucesso na profissão médica, 58
17 Para ser médico, sê inteiro!, 61

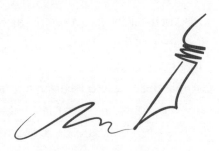

14

Tornar-se médico

Você tem consciência do que é *tornar-se médico*? Com frequência faço esta pergunta aos meus alunos. Vou tentar respondê-la.

Não pense que é no momento em que recebe o diploma na festa de formatura, nem quando o registra no Conselho Regional de Medicina. A colação de grau é apenas um ato administrativo e um momento solene que significa que você concluiu o curso de medicina. No entanto, não é ali, em um passe de mágica, que ocorre a transformação do "estudante de medicina" em "médico". Na festa de formatura você vai vivenciar com seus familiares as alegrias de concluir uma difícil e inesquecível etapa de sua vida, que são os 6 anos em uma escola de medicina, enquanto no Conselho Regional de Medicina você vai adquirir o direito legal de exercer a profissão médica. Contudo, não é em nenhum desses momentos, que você vai tornar-se um médico de verdade. Quando será, então? Tornar-se médico é um processo complexo que talvez tenha iniciado quando você decidiu estudar medicina, ou até antes. Não importam as influências que o levaram a tomar esta decisão. Todas são válidas, embora algumas sejam mais nobres que outras. Fazer parte de uma família de médicos é uma das mais comuns. Desejar ser útil para outras pessoas é uma boa razão. Querer ser bem-sucedido social e economicamente, embora essa possibilidade seja cada vez mais improvável, também é uma motivação justificável. Seja como for, o processo de tornar-se médico vai se tornando concreto ao ser aprovado no vestibular. Os primeiros contatos com pacientes, na condição de estudante de medicina, são momentos importantes no processo de tornar-se médico. Aliás, acredito que os contatos iniciais com pacientes podem ser decisivos. É a hora da verdade! Nestes momentos você vai perceber se tem ou não vocação. Em outras palavras, suas reações diante de uma pessoa doente, fragilizada, em sofrimento, esperançosa ou desiludida, são a prova de fogo de seu desejo de ser médico.

Não estou querendo dizer que tudo torna-se claro naqueles primeiros encontros. Podem até ser fonte de dúvidas, incertezas, não sendo de estranhar que você se pergunte: *"É isso mesmo que eu quero?"*. Não queira ter respostas prontas para esses questionamentos. O processo de "tornar-se médico" é lento e pode ser até penoso. Além do mais, ele é uma somatória de pensamentos, ações, decisões, dúvidas e perguntas, algumas com respostas, outras não.

Uma coisa eu sei: o processo de "tornar-se médico" vai causar profundas modificações em seu mundo interior... E exterior!

Quem poderá te ajudar nesta passagem? Sua família? Sim, o apoio de seus familiares é importante para renovar forças. Os colegas? Bons colegas estimulam o estudo e ajudam a crescer emocionalmente. Os professores? Alguns farão isso, outros não. Alguns podem inclusive exercer influência negativa, quando eles próprios não conseguiram alcançar o final do processo de "tornar-se médico". Digo isso, porque conheci e convivi com professores que nunca conseguiram conquistar a postura de verdadeiros médicos. Tinham o direito legal de exercer a profissão médica, mas o faziam em nível tão baixo que jamais poderiam ajudar os estudantes a se tornarem médicos de primeira categoria. Não é que não tivessem competência técnica. Não era isso que faltava a eles. Pelo contrário, alguns deles eram exímios "especialistas" em determinadas áreas. O que não tinham conseguido era incorporar os valores e as atitudes que caracterizam um verdadeiro médico. Sabiam prescrever medicamentos e/ou fazer difíceis intervenções, porém, não tinham, por exemplo, o mínimo respeito pelos pacientes. Não sabiam reconhecer a fragilidade deles ou até tiravam proveito disso, enganando-os com falsas promessas, para tirar vantagens financeiras ou de outra natureza, até sexuais.

Um desses professores chegava ao ponto de se referir aos pacientes internados nas enfermarias do Hospital das Clínicas como "bonecos", no sentido pejorativo desta palavra. Para eles, não eram pessoas – homens e mulheres – que lá estavam, mas simples "bonecos", sem alma, sem emoções, sem família, sem nada. Como um "professor" desta categoria e com esta mentalidade poderia ajudar os estudantes, sob sua responsabilidade, a se tornarem médicos? Simplesmente impossível! Se reconhecer este tipo de médico entre seus professores, fuja deles...

Ao pensar em escrever estas cartas, um dos meus objetivos era ajudá-lo a tornar-se médico, abordando não o lado técnico da medicina, porém, outro lado, no qual residem as qualidades humanas e os princípios éticos, mas também as dúvidas, decepções, incertezas, ou seja, o lado cinzento da trajetória de um estudante de medicina. Cinzento, mas que pode ir adquirindo um magnífico colorido à medida que o projeto de ser médico vai se tornando realidade.

Esteja certo de que quem mais poderá ajudá-lo é você mesmo! Busque no seu íntimo a motivação mais profunda para estudar Medicina, para compreender por que está sacrificando convívio com a família, lazer e horas de descanso. Mais do que isso: aprenda a ver o que está atrás das palavras com as quais os pacientes relatam seus padecimentos. É neste lado da medicina que você encontrará as chaves que vão revelar os segredos para tornar-se médico. Um médico de verdade!

O que é ser um médico moderno?

Vou iniciar esta carta com duas perguntas. A primeira: *Você tem consciência de que a medicina é um conjunto de tradições, conhecimentos e técnicas que vêm se acumulando há mais de 2.000 anos?* A segunda: *O que é ser moderno em uma profissão tão antiga?*

A medicina de hoje é fruto da evolução da humanidade, ou seja, não é apenas o resultado da descoberta dos microrganismos ou da invenção das máquinas que produzem imagens. Abrange tudo o que foi acontecendo com o ser humano, incluindo uma infinidade de coisas que foram criadas ao longo dos séculos – suas invenções, suas relações com o meio ambiente e o contexto cultural. Por incrível que pareça, nossa mente consegue, apoiando-se em elementos lógicos e intuitivos, utilizar todo este saber para aplicá-lo no alívio ou na cura do paciente que temos à nossa frente. Não tenha dúvida: nenhuma máquina jamais será capaz de fazer isso. Ser moderno, portanto, não é ter informações recentes ou dominar a última invenção técnica.

Não se pode negar que a possibilidade de reconhecer os mais diferentes aspectos do corpo humano ou suas modificações anatômicas e funcionais, com detalhes e precisão nunca antes imaginados, como ocorreu nas últimas décadas, fascinou os médicos a tal ponto que muitos pensaram – e alguns ainda pensam – que cuidar dos pacientes, tal como vem sendo feito desde os primórdios da medicina, teria que dar lugar à "mais nova tecnologia médica". Estabeleceu-se um confronto que nos obriga a reavaliar, a cada momento, o que deve ficar e o que deve ser abandonado.

Em outras palavras: *O que é ser moderno?* Não resta dúvida de que muitos conhecimentos e procedimentos foram sendo superados – e precisam ser abandonados –, e isso nunca terá fim. A última novidade de hoje irá tornar-se obsoleta em alguns anos. Isso, na verdade, significa viver em permanente estado de transição, ora mais rápido, ora mais lento, às vezes bem evidente, outras vezes quase imperceptível. Como toda transição, essa situação faz nascer entre os médicos duas posições extremas: em uma, concentram-se os que se apegam cegamente, por comodidade ou por convicção – nem sempre se consegue saber – à maneira tradicional de exercer a profissão médica. Um exemplo sempre lembrado foi a recusa de muitos médicos do início do século passado em usar os raios X, então considerados invasores da intimidade dos pacientes! Por algum tempo, após sua descoberta em 1895, os raios X ficaram restritos a demonstrações populares por "troupes" de teatro ambulante que percorriam cidades da Europa e dos EUA, fazendo demonstrações que deslumbravam a população do interior. Na outra posição, aglomeram-se os que ficam deslumbrados, tal como os espectadores do interior dos EUA e da Europa, pelas novidades tecnológicas. O que é melhor? O que é pior? Nem uma posição nem outra. O melhor para os pacientes é o médico ter uma mente aberta, governada por um espírito crítico, para encontrar uma posição de equilíbrio, que consiste em adotar o novo sem medo de conservar o antigo. No caso, estou me referindo, é óbvio, a de um lado estar o exame clínico, que é antigo, mas sem nada que o substitui, e de outro, os recursos tecnológicos. Ser moderno, portanto, é agir de tal maneira que se consiga tirar do método clínico o máximo que ele pode oferecer (e somente o que ele pode oferecer), acrescentando-lhe a tecnologia com o melhor que ela tiver. Assim fazendo, vamos nos tornar mais eficientes sem perder nossa sensibilidade.

Além disso, é fundamental nunca perder de vista que há um lado da medicina, exatamente o que está mergulhado nas mais antigas tradições, que não se enquadra nos limites – e nas limitações – dos aparelhos e das máquinas, por mais maravilhosos que sejam, pois aí se encontra muita coisa indispensável ao nosso trabalho: a relação médico-paciente, as incontáveis maneiras de sentir, sofrer, interpretar o que se sente e de relatar o que se passa no íntimo de cada um, as nuances impressas pelo contexto cultural, a participação dos fenômenos inconscientes e as interferências do meio ambiente.

Ser moderno, portanto, é encontrar o equilíbrio entre o novo e o antigo, porque cuidar de pacientes com competência depende da consideração de todos esses fatores.

Em suma, a ação do médico não pode ficar aprisionada no último avanço tecnológico, tampouco voltar aos atos mágicos dos pajés e xamãs. Isso é ser moderno.

16

Receita infalível para alcançar o sucesso na profissão médica

Nesta carta quero abordar, de perspectiva diferente, a relação médico-paciente. Quero falar sobre obter sucesso na profissão médica.

A propósito, acho melhor ir logo dizendo que a relação médico-paciente está na essência da medicina de excelência. Não apenas "está"; na verdade, "é" a essência da medicina! A questão básica para compreender este ponto de vista é considerar a relação médico-paciente um tipo especial de relação interpessoal, cujas características a fazem diferente de todas as outras. Talvez, seu componente mais antigo seja o cultural, herança do poder mágico dos feiticeiros, xamãs, sacerdotes, curandeiros, atividades que antecederam o nascimento da profissão que você escolheu e para a qual está se preparando. Esta raiz, tão antiga, é a mais profunda e tem muito a ver com o fato de como os pacientes ainda veem os médicos. Não vejo nenhuma razão para menosprezar este componente da relação médico-paciente. Ele faz parte da evolução da humanidade.

Quero focalizar ainda nesta carta outro componente, este, sim, estreitamente ligado à própria ação do médico. Refiro-me a uma das partes do exame clínico, a anamnese, pois, a relação médico-paciente se origina durante a entrevista e é fruto da maneira como esta é feita. Portanto, depende do médico; depende de você ao se relacionar com seus pacientes. Por isso, é necessário tomar consciência da importância deste momento desde o primeiro encontro clínico. Ele é decisivo. É a principal oportunidade para se estabelecer as bases do aprendizado do relacionamento com o paciente, que servirão para o resto de sua vida. *Competência técnica aliada a uma boa relação com os pacientes (e com as famílias deles) é a receita infalível para o sucesso na profissão médica.*

O essencial deste aprendizado está nas vivências do próprio estudante durante a realização de entrevistas clínicas, quando se assume o papel de médico – ou, melhor dizendo, de "aprendiz de médico" –, dentro de uma situação real, como é a propiciada pelo exame de pacientes em hospitais, centros de saúde ou na residência deles, situação que vai se tornando frequente com a inserção precoce dos estudantes no sistema de saúde, em particular no Programa Saúde da Família (PSF), hoje denominado Estratégia Saúde da Família (ESF). É possível e, aliás, é muito conveniente um treinamento preliminar nos *laboratórios de habilidades clínicas*, contudo, jamais as estratégias pedagógicas, por mais modernas que sejam, conseguirão reproduzir todos os elementos propiciados pelo trabalho direto com pacientes, momento de interação de duas pessoas que se põem frente a frente em busca de algo relevante para ambos. Portanto, nunca se deve esquecer de que sua presença ao lado de um paciente jamais é apenas uma tarefa escolar! Saiba que sua condição de estudante não apaga a figura do médico, que está na mente do paciente. E deve estar na sua também.

Se tiver oportunidade – e isso depende de como os professores de sua faculdade orientam o ensino do exame clínico – de analisar todos os acontecimentos ali vivenciados, e não apenas a semiotécnica, você verá que dois aprendizados estão se fazendo de modo inseparável naquele momento: um tradicionalmente mais valorizado, que é a técnica de fazer a anamnese e o exame físico; o outro, o reconhecimento dos processos psicodinâmicos nos quais o paciente e você se envolvem, queiram ou não, saibam ou não que eles existem, próprios da relação médico-paciente.

Da mesma maneira que em outras relações interpessoais, é necessário que você vá descobrindo o "lado humano" da prática médica todas as vezes que tiver à sua frente um paciente. A partir do momento que tiver diante de si pessoas fragilizadas pela doença, com receio de sofrimento ou invalidez, medo de morrer, é que vai perceber com toda clareza que o trabalho do médico não é apenas técnica, embora você tenha de ter bons conhecimentos científicos e dominar a semiotécnica para ser competente.

Fique atento a algo diferente de tudo que viu até então nos anfiteatros de anatomia e nos laboratórios de fisiologia, bioquímica e de outras disciplinas básicas. Surgem agora sentimentos, crenças, valores, emoções. É o lado humano da medicina que você está começando a vivenciar. São as primeiras raízes, ainda débeis, é verdade, de um processo que deve ser cultivado com carinho a cada dia, em todas as situações, agradáveis ou sofridas, e que somente o convívio com pacientes pode propiciar.

Sei que é frequente o surgimento de certa ansiedade que lhe tira o sono, desperta questionamentos, provoca dúvidas. Isso é inevitável, porque a aprendizagem verdadeira do método clínico é inseparável da aprendizagem da relação médico-paciente. E... Uma boa relação médico-paciente é o principal componente da receita infalível para alcançar o sucesso na profissão médica!

17
Para ser médico, sê inteiro!

Não sei qual é seu interesse por poesia, mas como os poetas falam uma linguagem simbólica que nasce no inconsciente, acredito que eles conseguem expressar melhor nossos anseios e desejos mais recônditos.

Fernando Pessoa, poeta universal, deixou versos que são verdadeiros autos de fé, como estes:

> "Para ser grande, sê inteiro: nada
> Teu exagera ou exclui
> Sê todo em cada coisa
> Põe quanto és
> No mínimo que fazes
> Assim em cada lago a lua toda
> Brilha, porque alta vive."

Inspirado nesses versos, fiquei meditando sobre ser médico e vi neles uma mensagem perfeita, que eu reinterpretei como descrito a seguir.

> "Para ser médico, sê inteiro: nada
> Teu exagera ou exclui
> (Nem o consciente, nem inconsciente

Nem o racional, nem o emocional)
Sê todo em cada caso
Põe quanto és
No mínimo que fazes
(Seja o exame clínico ou um transplante cardíaco)
Assim em cada paciente a medicina toda
Brilha, porque alta vive."

Não preciso fazer comentários. Apenas sugiro-lhe que leia os versos de Fernando Pessoa em voz alta, perceba a sonoridade e o ritmo deles, ao mesmo tempo em que vai entreabrindo as cortinas de seu futuro como médico, para o qual desejo muito sucesso.

Parte 3

Doenças e Doentes

18 As doenças podem ser semelhantes, mas os doentes nunca são exatamente iguais, 64

19 Sentir-se doente e ter uma doença. Qual a diferença?, 67

20 Identificar a doença é necessário, mas não é suficiente para bem cuidar de um paciente, 71

21 O sofrimento pelas lesões e pelo significado simbólico da AIDS, 76

22 A doença como castigo, 79

23 "Não aguento viver com o coração amarrado", 82

24 O paciente de "papel" e o paciente "virtual", 86

25 "Nem luta nem fuga" como mecanismo de doença ou de morte, 91

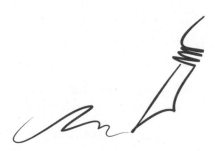

As doenças podem ser semelhantes, mas os doentes nunca são exatamente iguais

Uma das principais coisas que aprendi ao longo de muitos anos de prática médica foi que *as doenças podem ser semelhantes, mas os doentes nunca são exatamente iguais.*

A semelhança entre as doenças é o que fez com que Morgagni, em sua magnífica obra publicada em 1761, intitulada *De Sedibus et Causis Morborum per Anatomen Indagatis*, sistematizasse os conhecimentos anatomopatológicos nos quais os médicos se apoiaram para desenvolver o método clínico, de modo a fazer diagnósticos com o paciente em vida, correlacionando-os com os achados de necropsia. Ao lado da obra de Vesalius, *De Humanis Corpore Fabrica*, publicada em 1543, o livro de Morgagni constitui os alicerces da ciência médica. Esta sistematização foi um grande avanço, só possível porque as doenças têm características comuns, tanto macro como microscopicamente.

O que justifica dizer que os pacientes nunca são exatamente iguais? Tudo. Lesões assintomáticas em um paciente podem ter múltiplas manifestações em outros. Além disso, os sinais e sintomas não são exatamente os mesmos em doenças semelhantes, em relação à época em que surgem e à maneira como se expressam. No máximo, o que se pode dizer é que há um quadro clínico básico a partir do qual fazemos as hipóteses diagnósticas. Nosso raciocínio diagnóstico se baseia nessas semelhanças. A mesma doença evolui de modo diferente quando se observam muitos pacientes. Complicações ocorrem em uns, e não em outros. Em relação ao tratamento, os pacientes se comportam também das mais diferentes maneiras. Aliás, pode-se adaptar o aforismo que serve de título para esta carta no que respeita ao tratamento: "os tratamentos podem ser iguais, mas a resposta a eles é absolutamente individual."

Drauzio Varella, em seu livro *Por um Fio*,[1] aborda esta questão com propriedade ao escrever:

> "O exercício da oncologia é uma lição permanente de humildade. Nem bem acabamos de nos encher de orgulho ao comemorar a resposta brilhante de um doente a um esquema de tratamento engenhosamente escolhido, entra o seguinte com o mesmo diagnóstico, tratado da mesma forma, morto de falta de ar, cheio de dores, como se tivesse tomado água em vez dos remédios prescritos."

Essas observações são válidas para todas as condições clínicas. Quando prescrevemos um medicamento temos por base conhecimentos obtidos em ensaios clínicos, realizados, por certo, com o maior rigor científico. Todavia, os resultados dos ensaios são apenas "valores estatísticos", cujos números se distribuem em uma curva de Gauss, que vai do resultado nulo a um ótimo. Contudo, nunca sabemos de antemão em que ponto da curva de Gauss nosso paciente vai se situar. Desejamos sempre, é claro, que ele fique entre os que tiveram bom resultado com aquele tipo de tratamento. Em ensaios clínicos não existe a resposta 100%. Na melhor das hipóteses a maioria dos pacientes (mas nunca todos eles) encontra-se perto do "melhor resultado". Por isso, no "doente real", que temos à nossa frente, a resposta terapêutica é sempre uma incógnita.

---

[1]Varella, D. *Por um Fio*. Editora Cia. das Letras, 2004.

Tomemos por exemplo o tratamento da hipertensão arterial. Dezenas, centenas ou milhares de vezes, tive diante de mim pacientes com pressão arterial elevada. Procurava sempre reconhecer todos (?) os fatores que poderiam interferir. Escolhia o esquema terapêutico mais adequado para ele, com base em diretrizes e vivência clínica. Como o paciente iria responder àquele tratamento só o tempo diria. Para isso, criei uma estratégia muito simples: sempre rever o paciente 1 semana após o início do tratamento. Conforme o comportamento de seus níveis tensionais eu decidia o que fazer. Em alguns pacientes a pressão arterial começava logo a baixar, em outros permanecia inalterada, e, algumas vezes, os níveis tensionais estavam até mais elevados. Embora eu desejasse que a pressão arterial normalizasse, não ficava sempre esperando que isso aconteceria em todos os casos. Conforme fosse a resposta, incluindo uma avaliação rigorosa dos efeitos colaterais, eu ia tomando as decisões. Em geral, no período de 3 a 4 semanas eu podia concluir como aquele paciente respondia àquele(s) medicamento(s), naquela dose. Em outras palavras, eu tinha de descobrir em que ponto da curva de Gauss ela estaria se estivesse participando de um ensaio clínico.

Não há outra maneira de agir. Isso é válido para qualquer tipo de intervenção terapêutica – farmacologia, cirurgia, dietas, exercícios. Somente com a observação do paciente vamos conhecer sua resposta à proposta terapêutica. Sem dúvida, as doenças podem ser semelhantes, mas os doentes nunca são exatamente iguais.

Sentir-se doente e ter uma doença. Qual a diferença?

"Sentir-se doente" e "estar doente" são condições distintas, e, para bem cuidar de pacientes, é necessário entender essas diferenças.

Sentir-se doente é algo inteiramente subjetivo, e estar doente é uma condição estabelecida pelo médico. Nem sempre uma condição coincide com a outra; e, ao contrário, as duas situações podem até mesmo ser conflitantes. Parece paradoxal, mas não é. Vejamos por que os médicos nem sempre conseguem separar coisas tão distintas.

Talvez seja uma tarefa quase impossível para quem nunca esteve doente querer entender todo o significado de sentir-se doente. Não é difícil perceber as transformações pelas quais passa uma pessoa quando se transforma em paciente, mas o que ocorre em seu mundo interior é muito mais complexo. Por exemplo: um paciente pode ter uma grave doença arterial coronariana, mas, se ela for assintomática, mesmo correndo o risco de morte súbita, ele não irá sentir-se doente até o momento em que receber este diagnóstico. Ao contrário, o paciente que sofre um ataque de pânico, mesmo que lhe seja dito que não corre risco de morrer, pode considerar-se em estado desesperador toda vez que tiver qualquer sintoma que lembre aquele episódio. No primeiro caso, apenas a possibilidade de morrer de infarto do miocárdio não mobiliza seu instinto de sobrevivência porque o paciente nada está sofrendo. No segundo, o cortejo sintomático o incomoda tanto que ele se sente à beira da morte. Talvez, o sofrimento, seja ele qual for, faça a diferença entre *estar doente* e *sentir-se doente*. Outra situação importante é que, para algumas pessoas, *sentir-se doente* é a impossibilidade de trabalhar ou quando delas dependem outras pessoas – marido, esposa, filhos ou pais. Além disso, sentir-se doente, ou pior ainda, *ser doente*, como muitos pacientes se consideram, é estar em situação de fragilidade, embora isso não tenha o mesmo significado de estar sofrendo.

Sentir-se doente afeta a integridade da pessoa, seu núcleo de vida, e cria obstáculos às suas vivências. Quando o coração é o órgão comprometido, este sentimento adquire maior vulto, pois o paciente acha que sua vida está por um fio. Se for câncer, não só os sintomas diretamente relacionados com ele provocam sofrimento, mas também todo o significado metafórico que acompanha esta doença vai atingir o íntimo ser daquela pessoa.

Muitas vezes, é o médico que transforma a condição da pessoa de *estar doente* na de *sentir-se doente*. Ouvi de muitos pacientes a seguinte observação: "Doutor, eu estava bem, não sentia nada, mas, depois que fui ao médico e fiquei sabendo que 'tinha pressão alta', comecei a fazer dieta e tomar remédios, e minha vida piorou! Fiquei doente com o tratamento." Para este paciente, a ausência de sintomas era fundamental. Seu raciocínio foi simples e tem uma lógica perfeita: não sentia nada, portanto, não estava doente; agora, sabe que é hipertenso; então, passou a ser um doente.

Ao assumir a condição de doente, a vida de uma pessoa pode mudar completamente em relação à sua família, a seu trabalho e a seus amigos. Uma regressão emocional é quase inevitável. Certas pessoas com uma lesão discreta, de nenhuma importância clínica, ou uma leve disfunção ou até simples alterações laboratoriais, passam a vivenciá-las na sua condição de pessoa, e não apenas no órgão ou aparelho afetado. Além disso, podem ser desencadeados "ganhos secundários", conscientes ou inconscientes, se a vida emocional do paciente estiver próxima de um ponto de desequilíbrio.

A relação médico-paciente adquire características especiais nesta passagem de *estar doente* para *sentir-se doente*. Um relacionamento de má qualidade com o médico pode ser desastroso, causando insegurança, criando dúvidas, despertando medos, piorando a condição do doente, mesmo quando se obtém bom resultado no tratamento da "doença". Por exemplo, a pressão arterial pode normalizar, mas a vida do paciente pode não melhorar.

Muitos fatores influenciam a maneira de sentir-se ou não doente, com especial destaque para as características psicológicas e culturais de cada um de nós. A mesma enfermidade pode adquirir significados completamente distintos, na dependência, por exemplo, do momento que o paciente estiver vivendo. Assim, a repercussão de um infarto agudo do miocárdio para um homem de 50 anos de idade, em plena maturidade e no auge da vida, é muito diferente do que para um paciente de 80 anos de idade, cujos horizontes já estão limitados. As forças psicológicas mobilizadas em nível racional e no âmbito do inconsciente não se comparam nos dois casos.

Relatos de médicos que passaram para a condição de pacientes são muito ilustrativas deste tema. Um dos mais interessantes é o do neurologista Oliver W. Sacks que fraturou uma perna ao escalar uma montanha e teve de ser submetido a uma cirurgia, em um famoso hospital da Inglaterra.[1] Diz ele que sua condição de médico que passou para o outro lado – o de doente – permitiu-lhe compreender o que é a despersonalização sofrida por uma pessoa ao ser internada em um hospital, onde são reforçadas todas as transformações psicológicas e sociais que havia sofrido ao deixar a condição de sadio. Descreve ele:

"Minhas vestes foram substituídas por roupas brancas padronizadas e minha identificação passou a ser meu diagnóstico; e antes

---

[1]Sacks, O. *Com uma Perna só*. Ed. Cia das Letras, 2003.

do meu nome vinha o número do prontuário. [...] Perdi muitos de meus direitos e entraram em seu lugar as regras da instituição."

Sacks relata que tentou algumas vezes conversar com os médicos que cuidaram dele sobre sua "condição de doente", mas, eles só sabiam falar sobre a sua "doença". Poucos médicos entendem este fato, pois o foco do ensino da medicina continua sendo a doença!

Sentir-se doente, portanto, não é exatamente a mesma coisa que estar doente. Estas duas condições costumam estar associadas, e por considerá-las sinônimas, o relacionamento do médico é com a doença, e não com o doente. Nisto reside o erro; um grave erro com péssimas consequências.

O modelo de prática médica vigente, centrado na lesão ou na disfunção, induz o médico a deixar de lado o que acontece com uma pessoa que se sente doente. De modo geral, os médicos se comportam desse modo, dando a desculpa de que se sentir doente é um processo totalmente subjetivo e não há como atuar. Sem dúvida, é totalmente subjetivo; e, por assim ser, é mais difícil de ser compreendido e pesquisado. Contudo, saber reconhecê-lo pode ser o segredo do sucesso na profissão médica para uns e o fracasso para outros. Por isso, diante de um paciente, devemos nos esquecer um pouco da doença e dirigir nossa atenção para ele. Pode-se utilizar perguntas simples: *Como o(a) senhor(a) está se sentindo como doente?*; *O que significa sua doença em relação à sua família e ao seu trabalho?* É possível, então que se "descubram" aspectos importantes relacionados com a doença e o doente, o que vai garantir mais qualidade à prática médica.

Identificar a doença é necessário, mas não é suficiente para bem cuidar de um paciente

Um bom raciocínio clínico tem duplo objetivo: identificar a doença e conhecer o paciente. Medicina de excelência, aquela que agrada ao paciente e gratifica o médico, é, portanto, a somatória desses dois objetivos.

Como identificar uma doença? Em uma primeira etapa o que devemos fazer é aventar hipóteses diagnósticas consistentes. Na maior parte das vezes, originam-se no correr da anamnese, à medida que o paciente relata suas queixas. Em alguns pacientes, contudo, uma ou mais hipóteses já surgem no momento inicial do encontro clínico, antes mesmo de o paciente dizer uma palavra sequer. A primeira impressão está muito relacionada com o aspecto geral do paciente e os elementos da identificação. Por exemplo: o tipo de choro de uma criança expressa o seu grau de sofrimento, assim como a maneira de andar de um idoso "diz" muito de seu sistema osteomuscular e de seu cérebro.

As características faciais podem nos indicar muita coisa. Há enfermidades que ficam estampadas nitidamente no rosto. Assim, olhos protrusos, arregalados, com expressão de espanto – exoftalmia significa exatamente isso: olhos para fora da órbita – sugerem hipertireoidismo; já uma face redonda, classicamente comparada à lua cheia, é indicativa da síndrome de Cushing. A expressão facial pode nos revelar também o que se passa no âmbito emocional do paciente: ansiedade e depressão ficam estampadas no rosto por mais que o paciente queira nos dizer o contrário. Esta impressão inicial é útil, mas não se pode cair na tentação de transformá-la em decisão diagnóstica! É apenas um dado que se vai juntar a inúmeros outros. Hipóteses diagnósticas consistentes precisam do relato do paciente. Aqui está uma boa norma: quanto mais bem feita uma história, mais consistentes serão as hipóteses diagnósticas.

A etapa seguinte é o diagnóstico de certeza que pode depender de exames complementares, sejam laboratoriais, de imagem ou histopatológicos, que precisam ser corretamente escolhidos e bem interpretados. Nada adianta uma bateria de exames se a escolha não tiver sido orientada por hipóteses diagnósticas.

A etapa final é a "decisão diagnóstica". Como a própria palavra está a dizer, temos obrigação de tomar uma "decisão", conscientes de todas as suas implicações – clínicas, éticas, legais, psicossociais e econômicas.

Para o paciente, a decisão diagnóstica pode ser um momento de alívio, o início de uma nova etapa de sua vida ou uma sentença de morte! Daí a importância de se saber comunicar ao paciente esta "decisão". Não existe uma fórmula perfeita para bem cumprir esta tarefa. Nessa hora, adquire especial importância o conhecimento da pessoa que temos diante de nós. Não era esse um dos objetivos do raciocínio clínico? Conhecer o paciente? Por isso, é verdadeira a afirmativa de que "laudos" de exames complementares, quase sempre necessários para um diagnóstico de certeza, devem ser interpretados no contexto de cada paciente. É bom saber que os doentes leem os laudos de seus exames, tomam conhecimento da descrição de "lesões" ou "disfunções", mas eles ficam à espera da decisão do médico. Quando o resultado de algum exame contraria suas expectativas chegam a questionar os laudos, transferindo

Cartas aos Estudantes de Medicina

para o seu médico o direito de tomar a decisão final. *O senhor tem certeza?* Esta é uma pergunta frequente que precisa ser respondida com segurança.

Nas doenças de tratamento difícil, com risco de vida ou de invalidez, devemos avaliar com todo cuidado a maneira de se comunicar um diagnóstico. O diagnóstico de câncer, por exemplo, provoca um verdadeiro "terremoto" pessoal e familiar. Quem sofreu ou teve em sua família um paciente com câncer sabe o que estou dizendo. Em nenhum momento vou defender a "mentira piedosa", de uso comum, tempos atrás, e, até hoje, ainda sugerida ao médico por algum membro da família. Faz parte das qualidades humanas de um bom médico a "integridade", ou seja, não mentir, não esconder a verdade, não levantar falsas esperanças, não enganar o paciente nem fazer promessas levianas. Por isso, antes de tudo, temos de ter certeza do que estamos falando. Enquanto o raciocínio clínico estiver na etapa de "hipóteses diagnósticas" não há vantagem alguma em comunicá-las ao paciente como se tivéssemos expondo nossa maneira de pensar. Os pacientes questionam: "Doutor, o senhor acha que estou com câncer?" Jamais se deve responder: "Eu acho" ou "não acho" nos casos em que isso seja uma possibilidade. A resposta correta é: "Vou investigar e, quando tiver uma conclusão, eu a direi claramente". O paciente, ao perceber firmeza em nossa resposta vai aguardar a "decisão". O "acho" ou "não acho" nada significam. Nem para o médico tampouco para o paciente.

O diagnóstico de AIDS, por exemplo, traz à tona não apenas questões clínicas e terapêuticas, mas também questões psicológicas, sociais e culturais. Nesta situação, como em qualquer outra, desde as mais intrincadas às mais simples, uma decisão diagnóstica nunca pode ser abordada de modo apressado, incompleto, leviano. Nos casos em que o diagnóstico permanece no nível do "provável", embora tenham se esgotado os recursos para sua confirmação, isso precisa ser claramente explicado ao paciente.

Saber conversar com o paciente sobre a doença é um dos momentos cruciais do encontro clínico. Primeira regra: comunicar um diagnóstico não significa dar uma lição de medicina. Explicações minuciosas sobre anatomia, fisiopatologia e anatomia patológica são inúteis; podem ser até perniciosas, pois confundem o paciente, desencadeiam dúvidas e provocam ansiedade. Temos de escolher o que informar e como fazê-lo.

O modo de comunicar um diagnóstico de doença grave ou de um tratamento difícil faz parte da arte clínica. A escolha das palavras, evitando-se ao máximo termos científicos, é fundamental para a boa comunicação, cuja característica essencial é estar no nível de compreensão do paciente.

O médico vai aprendendo a conhecer as expectativas do paciente e seu grau de ansiedade. Dizer a verdade é essencial, mas a verdade pode ser dita de muitas maneiras, e nem sempre é necessário dizer, de imediato, "todas as verdades" contidas em um diagnóstico. Nesta hora, explicações estatísticas devem ser dispensadas, porque o paciente é uma individualidade e não um componente de um ensaio clínico. Se ele tiver um tipo de câncer com 30% de possibilidade de cura, a única coisa que interessa "à pessoa" que temos diante de nós é que ela está dentro dos 30%; então, basta dizer-lhe: "Há possibilidade de cura". Se, por outro lado, quisermos transmitir mais otimismo: "Há grande possibilidade de cura!". O resto é absolutamente secundário para o paciente. Se arte clínica é levar para cada paciente a ciência médica, naquele momento a verdadeira arte é alimentar as expectativas positivas do paciente. Isso vai ter grande influência nas suas condições psicológicas, aliviando a ansiedade natural deste momento, o que reforça sobremaneira a relação médico-paciente, um dos fatores que mais influem na adesão ao tratamento. Influi também no sistema imunológico do paciente, reforçando seus mecanismos de defesa. Temos de ter consciência de que todo o sucesso do médico pode depender de uma palavra correta. Uma palavra inadequada pode provocar desagradáveis consequências.

A conversa sobre a doença sempre provoca indagações prognósticas e de outras naturezas, tais como: *Esta doença é grave?, Esta doença pega?, Qual o tipo de tratamento?, Preciso me afastar do trabalho?, Por quanto tempo?, Preciso ser internado(a)?, Vou ficar curado(a)?, Tem risco de vida?, Tem certeza que o diagnóstico está certo?, Será que estes exames estão certos?, Este tratamento é muito caro?.*

Em síntese, só exerce uma medicina de excelência quem consegue duas coisas: identificar a doença e conhecer o doente. Mais ainda: quando o médico sabe se comunicar com o paciente, é estabelecido o que se chama aliança terapêutica.

O sofrimento pelas lesões e pelo significado simbólico da AIDS

Além dos sinais e sintomas diretamente relacionados com as *lesões* e *disfunções*, as doenças adquiriram significado simbólico ao longo da história da humanidade, a demonstrar a estreita relação das doenças com os fatores culturais.

Assim como a peste na Idade Média, a tuberculose algum tempo depois e o câncer em nossa época, a síndrome de imunodeficiência adquirida (*acquired immunodeficiency syndrome*, denominação em inglês que deu origem à sigla AIDS) ganhou um significado metafórico no qual estão contidos fantasias, medos, preconceitos, discriminações, aos quais nenhuma outra doença se compara, nem mesmo o câncer. Disso decorre que, além do sofrimento causado pelas lesões e das disfunções provocadas pelo HIV, o doente sofre também, e às vezes mais, pelo significado simbólico da doença. A doença torna-se, então, um estigma.

No início da epidemia, na década de 1980, a AIDS foi catalogada pela mídia na categoria de *peste*, ou *peste gay*, como ficou conhecida por algum tempo. Essa denominação evocava o sentido histórico da palavra *peste* que contém em si um invisível e destruidor presságio, nascido no mundo sobrenatural e que traz consigo o caos, a desordem e o colapso da sociedade, da vida familiar e dos relacionamentos interpessoais.

Na metáfora da peste está embutido o conceito de contágio invisível, transmitido por qualquer contato com uma pessoa infectada ou até pelos objetos tocados por ela. Fatos dos mais estranhos ocorreram em diferentes partes do mundo, sendo um deles em uma cidade do interior de Minas Gerais, quando lá surgiu um dos primeiros casos de AIDS. Tudo começou quando correu pela cidade a notícia de que um jovem homossexual estava com AIDS. Frequentador assíduo de festas, bares, reuniões sociais, era muito popular e aceito pelos outros jovens daquela cidade, como um bom amigo. Mas, quando a notícia se espalhou, de um dia para outro, ele passou a ser evitado, como se estivesse cercado por um miasma contagioso que poria em risco quem dele se aproximasse. O estigma adquiriu tal força que o proprietário de um bar da moda, até então frequentado por ele com total aprovação de todos, percebeu que seus fregueses iam embora quando o rapaz lá chegava. O proprietário não teve dúvida: em certa noite, tão logo o jovem saiu, levou para o meio da rua a mesa e a cadeira em que ele se sentara, jogou bastante álcool e tocou fogo! Sem que tivesse conhecimento, ele estava repetindo episódios da Idade Média, quando objetos, roupas e até os utensílios usados por um pestilento eram incinerados à vista de todos. Trata-se de um típico ritual de purificação pelo fogo. Algo com significado mais simbólico do que real para eliminar agentes perigosos. Não estava ele fazendo "assepsia" ou destruindo "vírus" ao queimar aqueles objetos, mas tentando afastar de seu bar o significado simbólico da AIDS, entendida pelos fregueses como uma peste que poderia se alastrar pela simples presença do jovem.

A AIDS foi vista – e isso ainda não desapareceu do imaginário popular – como punição moral de transgressões sexuais, posição apregoada, aliás, em altos brados, principalmente por autoridades religiosas no início da epidemia. Esta mesma interpretação ainda é dada ao câncer, por muitos pacientes que o consideram como uma punição que recebem, expressa na pergunta de uma paciente: "O que eu fiz para merecer um castigo tão severo?".

A AIDS também foi vista como decorrente da entrada de estrangeiros, imigrantes ou turistas em território até então livres da doença. Em parte, isso é verdade. A mobilidade populacional foi, sem dúvida, um fator da rápida difusão da AIDS pelo mundo. O que não é verdade é a ausência de participação dos nativos na propagação da doença, que depende de promiscuidade sexual para passar o vírus de uma pessoa para outra.

As metáforas das doenças nascem e crescem no imaginário popular; em geral, estão fortemente ligadas a práticas religiosas e outros elementos culturais. Mas, aos poucos, adquirem tal força e penetram tão profundamente no contexto sociocultural que até os profissionais da saúde, sem excluir os médicos, incorporam o significado metafórico dessas doenças, fato que passa a interferir no encontro com os pacientes. Com relação à AIDS, este comportamento é facilmente identificado nas relações entre médicos, pacientes e familiares.

Tais fatos nos ensinam que o processo saúde-doença não é algo restrito à ação de agentes infecciosos, resposta imunológica, lesões e disfunções de qualquer espécie. É muito mais do que isso. Deste processo fazem parte o mundo emocional, sociocultural, econômico, político, enfim tudo que rodeia os seres humanos. Daí a necessidade de compreender a complexidade do processo saúde-doença para elevar ao nível de excelência a prática médica.

A doença como castigo

Como as doenças na medicina mágica eram consideradas resultado da intervenção de "espíritos malignos", nada mais natural que os povos antigos as interpretassem como castigo. Lutar contra elas era privilégio daqueles que tinham acesso às forças sobrenaturais – xamãs, sacerdotes, feiticeiros e pajés.

Curiosamente, mesmo quando Hipócrates e seus discípulos revolucionaram o conceito das doenças, passando a considerá-las fenômenos naturais, resultantes da intervenção de elementos presentes nos "ares, mares e lugares", permaneceu a interpretação de que elas seriam castigos por atos praticados pela própria pessoa ou por algum membro de sua família.

Quando a igreja católica, na Idade Média, apropriou-se dos doentes, o processo de adoecer passou a ser percebido como manifestação da vontade de Deus, passando a ter uma forte relação com o pecado e uma oportunidade de conversão.

A interpretação religiosa nada mais era do que uma adaptação para a perspectiva da igreja católica, assim entendida: se os espíritos malignos se apossavam dos que transgrediam as regras impostas; então, apareciam as doenças. Os sacerdotes entravam em ação, para eliminá-las, ao mesmo tempo que salvavam os doentes do fogo do inferno.

Os tempos passaram, mas até hoje o câncer é considerado por muitos uma doença punitiva. Ouvi, inúmeras vezes, a indagação de pacientes, que assim se expressavam: "Que fiz eu para merecer um castigo tão duro?". Estudos realizados em certos grupos de doentes com câncer identificam claramente a concepção punitiva das doenças, algumas vezes duvidando da capacidade da medicina: "Estou sendo testada por Deus. Somente Ele pode me livrar deste castigo."

As seitas evangélicas exploram com estardalhaço em seus cultos e programas de televisão a concepção da doença como castigo. Expulsam em altos brados, muitas vezes sob calorosos aplausos, os "demônios" que penetraram no corpo do "pecador", ou seja, do "doente".

Essas explicações caminham na contramão da explicação das doenças no modelo biomédico, mas podemos compreendê-las perfeitamente se tivermos em mente um dos princípios de Thomas Kuhn,[1] que disse: "cada novo paradigma incorpora elementos do(s) paradigma(s) anterior(es)". Curiosamente, a relação entre doenças e espíritos malignos, pecado e castigo vem passando de um paradigma para outro! É um fenômeno sociocultural e não depende da vontade de cada um de nós.

Por isso, é necessário que o médico compreenda o "significado" que o paciente dá ao adoecer para bem se relacionar com ele. Compreender não significa concordar, mas se contrapor à interpretação do paciente com base na racionalidade científica é perda de tempo. Dar-lhe razão vai apenas reforçar suas crendices. O que fazer, então? Ouvir calado e respeitosamente pode ser a única maneira de não criar um obstáculo difícil de ser transposto. Todavia, devemos aproveitar qualquer oportunidade para analisar com o paciente o significado da doença, o que poderá aliviar sua culpa e evitar

---

[1]Kuhn, T. *Estrutura das Revoluções*, 7ª Ed., Editora Perspectiva, 2003.

sofrimento inútil. Certa vez, uma paciente que havia sido operada de um câncer de mama sentia-se castigada por não ter amamentado seus filhos. "Por vaidade", dizia ela, "não queria ter meus seios desfigurados pela amamentação". Ficou atormentada a partir do momento em que descobriu um nódulo em um seio que se comprovou ser um câncer. Por ser uma pessoa muito esclarecida procurava racionalizar o surgimento do câncer, mas, confessava: "em meu íntimo acredito que este câncer é um castigo". Esta paciente vivia um verdadeiro conflito, debatendo-se entre os conhecimentos que tinha sobre câncer e a "herança cultural" do significado desta doença.

Anos depois, após tratamento psicológico e até psicanálise, ela me dizia: "aprendi a viver com minhas contradições internas. Não sofro tanto com elas porque passei a conviver melhor com minhas incertezas".

Eu a compreendi desde o primeiro momento e dialogava com ela sem a pretensão de convencê-la. Acredito que foi a maneira correta de me relacionar com esta paciente.

23
"Não aguento viver com o coração amarrado"

Nesta carta vou relatar um episódio de minha prática médica que ilustra meu ponto de vista de que a medicina moderna, por mais dados científicos de que se dispõe, não pode ser reduzida a uma profissão técnica. É necessário valorizar seu lado humano, no qual ressaltam aspectos psicológicos, culturais, religiosos, socioeconômicos, ou seja, tudo aquilo que constitui o contexto em que vivemos.

Antes, para compreender melhor este episódio, convém lembrar que o significado simbólico do coração não é uma criação de pintores, poetas ou escritores, mas sim um arquétipo, espécie de herança cultural que habita nosso inconsciente e influi na nossa maneira de ver muitos fatos e acontecimentos, principalmente os que põem em risco nossa vida.

O significado simbólico do coração nasceu em épocas remotas e está presente em diferentes culturas, em inúmeros mitos, em expressões linguísticas, em manifestações religiosas, e em tantas outras.

Se formos à busca da origem do símbolo do amor, ainda hoje representado por um coração trespassado por uma seta, chegaremos à Índia, há cerca de 6.000 anos. Lá vamos encontrar a figura de um jovem trespassando com uma seta os corações de Shiva e

Shakti, deus e deusa do amor, respectivamente. O curioso é que este mesmo símbolo renasceu na Grécia 4.000 anos depois, na forma de uma criança – Cupido –, agora, lançando uma seta para unir dois corações. Este símbolo continua presente em nossos dias, reproduzido em cartões postais, gravados em árvores, desenhados em cadernos, fixados em tatuagens, como a dizer que o coração continua sendo considerado a sede do amor. É por isso mesmo que falamos que amamos alguém no fundo do coração, e não no fundo de nosso fígado!

De maneira muito clara compreendi o significado simbólico do coração na prática médica, quando cuidava de um paciente portador de bloqueio atrioventricular total de etiologia chagásica que voltou ao meu consultório, 2 meses após o implante de um marca-passo artificial, dizendo: "Doutor, quero que retire este aparelho porque não estou aguentando o sofrimento de viver com o coração amarrado!".

Percebi em suas palavras e em sua expressão facial um verdadeiro sofrimento, até maior que os padecimentos que ele relatara antes de implantar o marca-passo –, representados por tonturas e desmaios.

Na tentativa de compreendê-lo melhor ocorreu-me a seguinte ideia: dei-lhe uma caneta e uma folha de papel e pedi que me mostrasse em um desenho como sentia o seu "coração amarrado". Sem titubear, delineou o coração simbólico na forma em que ele é popularmente idealizado, com um mostrador de relógio ao seu lado, do qual tirou um "fio" que foi "enrolando" no coração. Entendi perfeitamente o que ele estava sentindo e admiti que devia ser, de fato, um grande sofrimento!

Ao ver esta interpretação pictórica de uma queixa cardíaca, procurei saber onde teria nascido aquela interpretação tão expressiva! É claro que eu sabia que o elemento principal era o arquétipo que habita nosso inconsciente. Em seguida, resolvi investigar o papel do cirurgião neste episódio, aliás um grande cirurgião, que havia implantado o marca-passo, como possível causador daquela interpretação. Partindo do princípio de que tudo que falamos é "interpretado" pelo paciente na sua perspectiva, pedi ao cirurgião para me dizer como costumava explicar a seus pacientes o que era um marca-passo artificial e como funcionava. Perguntei-lhe: "você faz algum desenho, algum esquema? O cirurgião, tal como o paciente, não titubeou. Em uma folha de seu receituário, de maneira rápida e objetiva, fez um círculo, desenhou um rústico "gerador" de estímulos, e dele puxou um fio cuja ponta era uma seta que fixou dentro do círculo que "para ele" representava o coração. E dizia para o paciente: "O marca-passo é um aparelho muito simples. Tem um gerador do tamanho de um relógio de pulso. Dele sai um fio que vai até o coração, onde dá pequenos choques, fazendo o coração bater certinho." Parecia uma ótima explicação!

Mas... Esta é a visão simplista (técnica!) do cirurgião. Enquanto, do outro lado, estava o imaginário do paciente, preocupado com o que estava acontecendo com seu coração, não apenas um órgão muscular que funciona como uma bomba.

Aí, então, compreendi o que tinha acontecido com o paciente: ele partiu daquele inocente esquema desenhado pelo cirurgião e o reinterpretou culturalmente, em seu inconsciente, onde residia o significado simbólico do coração. A partir daí transformou o "gerador" em um "relógio de verdade" que marca o passar do tempo, ou seja, a vida! O círculo que representava a cavidade ventricular tomou a forma do coração simbólico e o fio mudou o trajeto, simples e direto na explicação do cirurgião, mas que, na sua compreensão, passou a ser algo que envolvia (amarrava!) seu coração.

Outro aspecto que, a meu ver, teve importância para este paciente de origem simples relaciona-se à vertente religiosa, componente importante do inconsciente coletivo de todos os povos, e que permanece vivo até hoje. Vamos encontrar na Idade Média, entre os anos 1100 e 1250, o surgimento do culto ao coração de Jesus e de Maria, quando o coração foi transformado no "local em que nasce e vive a fé em Deus". A interpretação católica acrescentou ao coração, em sua forma simbólica, uma coroa de espinhos que o circunda, a lembrar o sofrimento de Cristo em sua crucificação, além de lanças que o atingiram quando morria na cruz. Mas a mesma interpretação religiosa fez emergir do coração, em volta da cruz onde expirou, as chamas da fé no Filho de Deus.

O significado simbólico do coração para aquele paciente estava profundamente alojado em seu inconsciente, onde poderia estar também a estampa do Sagrado Coração de Jesus, imagem onipresente em uma das paredes da sala de jantar das famílias antigas do interior brasileiro, na qual o coração de Jesus circundado por uma coroa de espinhos está trespassado pela ponta das lanças de seus algozes.

Sem dúvida, o impacto da simbologia religiosa deve ter criado a interpretação do paciente ao sentir seu "coração amarrado", o que tem alguma semelhança com as imagens criadas para os Sagrados Corações de Jesus e Maria.

Embora, estivesse seguro de minha interpretação cultural da queixa do paciente, considerei mais correto, antes de qualquer "intervenção psicológica", realizar uma investigação cardiológica adequada para verificar o funcionamento do marca-passo. Arte e ciência precisam andar de mãos dadas. Nada havia de anormal do ponto de vista eletrofisiológico e anatômico que justificasse o "mal-estar" que o paciente estava sentindo. Aí, então, passou para os cuidados do psicólogo da equipe que o ajudou a "desconstruir" a interpretação que o havia feito sofrer. Após algum tempo nada mais o incomodava, nem a bradicardia, tampouco o "coração amarrado".

O paciente de "papel" e o paciente "virtual"

A relação médico-paciente é o elemento essencial do encontro clínico. Está em seu núcleo, porque é neste momento que se pode pôr em prática as decisões diagnóstica e terapêutica, as quais precisam levar em conta as características da doença – etiologia, fisiopatologia, sinais e sintomas – e as peculiaridades de cada doente.

Para se compreender a interação entre o médico e o paciente é conveniente esclarecer algumas questões. A primeira – talvez a que mais influência exerça – é quando o médico e o paciente têm origem social e bagagem cultural diferentes, quando, quase sempre, encaram os problemas de saúde de maneiras também muito diferentes.

Helman, em seu clássico livro, *Cultura, Saúde e Doença*,[1] identifica as seguintes premissas sobre as quais se apoia a maioria dos médicos para o exercício da profissão: (1) racionalismo científico; (2) ênfase em dados fisicoquímicos quantitativos; (3) dualismo mente-corpo; (4) visão das doenças como entidades; (5) ênfase apenas na doença, e não no doente, na família, nem, muito menos, na comunidade.

---

[1] Helman, CG. *Cultura, Saúde e Doença*. 4ª Ed., Artmed, 2003.

Estamos vivendo no tempo em que a medicina e as outras profissões da saúde, assim como as ciências de modo geral estão baseadas quase exclusivamente na racionalidade científica, herança cartesiana e positivista. No entanto, a visão do paciente é outra. Enquanto para os médicos os fenômenos relacionados com a saúde e a doença só se tornam "reais" quando podem ser observados e quantificados objetivamente, para o paciente a "realidade" da doença é o sofrimento, a incapacidade para o trabalho, a interferência no convívio familiar e social, ou seja, são questões que não precisam ou não podem ser medidas ou comprovadas. Elas são reais por si próprias. Elas são sentidas e vivenciadas. Em outras palavras, para a maioria dos médicos uma doença é apenas um "caso clínico", uma "entidade nosológica", uma "lesão" ou uma "disfunção". Para os pacientes é uma perturbação, um incômodo, um sofrimento, uma interferência em sua vida. Entre estas duas maneiras de ver as doenças há uma grande distância.

Não é de se estranhar, portanto, que o raciocínio clínico tradicional seja construído exclusivamente na perspectiva da doença. Ninguém nega que identificar corretamente a doença é uma etapa indispensável para uma boa prática médica. Contudo, precisamos admitir que isso não é suficiente para a complexidade das ações de cuidar. Esta é a questão: na perspectiva do médico, quando ele consegue reduzir a um "rótulo" tudo o que se passa com o paciente, ou seja, quando reconhece e comprova uma "entidade nosológica" que ele possa transformar em um símbolo com letras e números, como, por exemplo, no Código Internacional das Doenças (CID-10), considera que sua tarefa está concluída. E não está! A identificação da doença é apenas uma parte de nosso trabalho. Muitos médicos se sentem tão vitoriosos quando proclamam o diagnóstico, mais ainda se for uma doença rara, que acham que merecem aplausos! Para o paciente o diagnóstico não passa de uma etapa preliminar pela qual, inclusive, pode não ter o mínimo interesse. Sua expectativa é a cura, o alívio, o retorno para sua casa, a volta ao trabalho.

Na perspectiva do médico aparece em primeiro plano nada mais do que os fenômenos biológicos. Na do paciente, são os aspectos psicológicos, familiares, socioculturais, econômicos, financeiros que ocupam a cena. Não se pode perder de vista estas várias faces do mesmo fenômeno.

Condicionado, quase exclusivamente, pela visão positivista das doenças, o médico passou a lançar mão de dados estatísticos na tentativa de convencer e motivar seu paciente. Contudo, dados estatísticos têm valor restrito ou nulo para ele. A propósito, lembro-me de que, certa vez, ao responder à indagação de um paciente que ia ser submetido a um cateterismo cardíaco, se havia risco, eu disse: "Apenas em 1% dos pacientes ocorre alguma complicação". Ele questionou: "Eu estou entre os 99% que não vão ter complicação ou sou aquele 1% que terá complicação". Honestamente respondi: "Isso eu não posso dizer!" Ele retrucou: "Doutor, sua estatística não tem nenhuma importância para mim, porque eu sou 100% de mim mesmo. Eu quero saber é o que pode acontecer comigo". Este é um dos episódios que me mostraram claramente a diferença entre a visão de um e de outro: as estatísticas têm grande valor para o médico e quase nenhum para o paciente.

Outra questão que mostra as diferenças entre a visão do médico e a do paciente é o significado dos sintomas para um e para outro. É comum o médico desprezar queixas relatadas pelo paciente, embora não saiba exatamente o significado que elas têm para ele. É fato notório que o médico "escolhe" os sintomas que incluirá em seu raciocínio diagnóstico, valorizando os que mais se encaixam em seus conhecimentos. No entanto, nem sempre é o sintoma por ele escolhido o que mais incomoda ou preocupa o paciente. Com os "especialistas" algo mais grave acontece: ele dá nítida preferência aos sintomas que se encaixam nos seus conhecimentos "especializados". Se um paciente relatar dor de cabeça, falta de ar e má digestão, o neurologista vai desconhecer a "má digestão", o cardiologista menosprezará a "dor de cabeça" e o gastrenterologista se esquecerá da "falta de ar". Cada um vai focalizar o que mais sabe. Isso é um mecanismo inconsciente. Nos padrões nosológicos que o especialista dispõe em sua memória para seu raciocínio clínico, é mais fácil escolher a queixa que mais lhe convém, independentemente se ela é a que mais incomoda o paciente.

Este crescente desejo de ser o mais objetivo possível faz com que muitos médicos confiram mais valor a dados numéricos, em detrimento de queixas subjetivas. Um exemplo é a hipertensão arterial. Tudo o que o paciente sente vai para segundo plano no momento em que o médico estabelece algum valor numérico para sua "perturbação". O médico vai procurar convencer o paciente de seu ponto de vista de que tudo se resume a duas cifras: 180×100, por exemplo. A "perturbação" do paciente pode nem estar relacionada com estes números, mas eles adquirem tal significado, tanto para o médico como para o paciente, e a partir daquele momento tudo vai girar em torno dos valores da pressão arterial.

Não quero dizer que se deva desprezar os números, sejam eles quais forem, cifras tensionais, níveis de colesterol, valores da glicemia e quaisquer outros. É inquestionável que estes dados têm valor, mas precisam ser inseridos no contexto da história do paciente. Não apenas da história da doença atual, mas no contexto da vida do paciente.

A propósito, vale a pena relembrar o que Helman[2] entende por "reducionismo médico", quando afirma que é uma questão que interfere fortemente na relação médico-paciente. Nada melhor para exemplificar do que aquilo que ele chama de "paciente de papel", expressão que dá total clareza ao seu conceito de "reducionismo médico".

Diz Helman:

"O foco da medicina moderna reside cada vez menos no paciente real, na pessoa como um todo, passando para um determinado órgão, sistema, grupo de células ou para a parte corporal lesada. Isso é devido, em parte, aos avanços tecnológicos no diagnóstico.

---

[2]Helman, CG. *Cultura, Saúde e Doença*. 5ª Ed.; Artmed, 2009.

Os 'produtos' da tecnologia, como as tiras eletrocardiográficas, as chapas de raios X, de tomografias, de ressonância magnética, os ultrassons, os resultados de exames laboratoriais, substituíram o relato do paciente, sua presença física e seus familiares. O 'paciente se transformou em um envelope cheio de papéis', ou seja, agora o médico passou a ter diante de si o 'paciente de papel'."

Eu acrescento: é provável que na escalada técnica em que estamos vivendo, nem de "papel" será mais o paciente. Surgirá o "paciente virtual". Tudo que se refere a ele ficará gravado em um *pendrive* e seu contato com o médico será feito pela internet, bastando uma *webcam* no computador, ou talvez nem isso, pois, um dia tudo ficará contido no visor de um celular ou de outro *gadget* eletrônico, atuando em banda larga.

Estarei delirando? Não, aliás, quero ressaltar que nada tenho contra a tecnologia. Em meus 50 anos de prática médica, assisti a uma fantástica revolução dos meios de diagnóstico e de tratamento. Beneficiei-me deles como médico e como paciente. Aliás, para ser franco, desejo novos avanços que estão sendo prometidos pela nanotecnologia que vai permitir a miniaturização de equipamentos, uma cápsula endoscópica, por exemplo, que poderá percorrer as entranhas do corpo humano e de lá enviar informações sobre a "lesão" ou a "disfunção". Espero ver novos avanços nesta área e de outras técnicas que irão revolucionar os métodos diagnósticos e a terapêutica farmacológica. Em contrapartida, desejo, ao mesmo tempo, ver a condição humana voltar ao primeiro plano, ou seja, o paciente ali diante do médico, acompanhado de seus familiares, sendo visto em sua totalidade. Não um "paciente de papel" ou "virtual", mas uma pessoa em sua plena condição humana.

"Nem luta nem fuga" como mecanismo de doença ou de morte

O processo saúde-doença precisa ser analisado de muitas perspectivas, pois uma coisa é certa: a perspectiva da unicausalidade não é mais suficiente para compreendê-lo. Ao se levar em conta os fatores culturais a perspectiva passa a ser outra.

Sabe-se que os mesmo fatores, incluindo crenças, valores, práticas culturais, que podem proteger o indivíduo contra a influência de condições estressantes, também podem aumentar a probabilidade de surgirem doenças.

Desemprego, habitação precária, dificuldades de transporte, trânsito difícil, problemas financeiros, filas em instituições públicas, separação conjugal, perda de um ente querido, e tantas outras situações, são permanentes fontes de estresse. Na classe média, a impossibilidade de acompanhar o estilo de vida de pessoas do seu círculo de relações, em termos de posse de símbolos de riqueza e de objetos de consumo, também pode resultar em estresse, nascido e alimentado apenas na mente das pessoas. Aliás, atualmente, esse é o mecanismo estressante mais comum na classe média, em decorrência do exacerbado consumismo da sociedade atual.

Da mesma maneira, o fracasso na conquista de metas que representam prestígio e poder, mesmo que possam parecer absurdos em outros grupos sociais, pode resultar em frustrações e ansiedade.

A distribuição desigual das riquezas de uma nação, aí então fatores socioeconômicos e culturais tornam-se indissociáveis, constitui fator de estresse para os seus membros mais pobres, cuja vida se resume à permanente luta pela sobrevivência. No entanto, os privilégios econômicos – a luta desenfreada para obtê-los ou o medo irracional de perdê-los – também envolvem altos níveis de estresse, causados pela competitividade e pelo consumismo, os dois elementos constituindo um círculo vicioso que se alimentam em si mesmos.

Padrões comportamentais, crenças culturais, estilo de vida, um complexo conjunto que nos rodeia, alguns favoráveis à saúde, outros ao aparecimento de doenças, fazem o pano de fundo do que ocorre em um encontro clínico. É ali que emergem em forma de sintomas e doenças todos estes fatores que tanto interferem no "estilo de vida". Às vezes, seria até mais correto dizer no "estilo de morrer".

A forma mais drástica de estresse de fundo cultural corresponde a um tipo de efeito nocebo, conhecido como morte por "vodu", morte por feitiçaria ou morte por magia, fato comprovado em várias partes do mundo, incluindo África, Austrália, Caribe e América Latina, com mais frequência em sociedades primitivas.

Na morte por "vodu", as pessoas que acreditam terem sido marcadas para morrer pela ação de feitiços, simbolizados em bonecos cravados de espinhos, alfinetes, pequenos punhais, adoecem e morrem, aparentemente de causas naturais.

Os mecanismos íntimos deste processo estão alojados nas profundezas do inconsciente, ao lado dos elementos culturais que fazem parte da sociedade a que pertence o feiticeiro e as pessoas daquele grupo social. Curiosamente, para que exista o "efeito vodu", é necessário que o indivíduo, a família e os amigos compartilhem das mesmas crenças.

Os rituais servem apenas para reforçar as crenças e transformá-las em ações.

As intricadas relações entre os efeitos placebo e nocebo, ambos originados de fatores socioeconômicos e culturais, e o processo saúde-doença têm merecido alguns estudos de antropólogos e de alguns pesquisadores clínicos. Engel, em seu artigo *Sudden and rapid death during psychological stress: folklore or folk wisdom?*,[1] analisou as circunstâncias em que ocorreu morte súbita de 170 pacientes. Engel encontrou as seguintes condições: (1) eventos desagradáveis que não podiam ser ignorados pelo paciente; (2) agitação emocional prévia; (3) a pessoa acreditar não ter domínio sobre uma situação. Neste artigo, Engel compara a morte súbita com a morte mágica, o que não deixa de ter fundamento.

Várias hipóteses foram propostas para explicar a morte relacionada com fatores psicoemocionais e culturais. Uma delas fundamenta-se em um princípio básico de sobrevivência, descrito por Cannon, em 1914, com a denominação *fight or flight* (luta ou fuga), que pode ser assim resumido: diante de uma situação que põe em risco a integridade ou a vida, o sistema nervoso simpático é hiperativado, condição que pode estar associada ao princípio "conservação-retirada" de Engel, que poderia ser chamada também de *nem luta nem fuga*, no qual são ativados simultaneamente os sistemas simpático e parassimpático. No mundo civilizado predomina a situação de *nem luta nem fuga*, que obriga o organismo a se adaptar "às condições desfavoráveis ou agressivas, na maioria das vezes, com repressão do desejo de *lutar ou fugir*, mecanismo básico entre os animais". As consequências desta associação podem desencadear intensas perturbações dos mecanismos homeostáticos que levam, por exemplo, ao aumento súbito de pressão arterial ou a uma arritmia cardíaca que pode ser fatal se o paciente já tiver uma lesão cardíaca.

---

[1]Engel, GL. Sudden and Rapid Death during Psychological Stress: Folklore or Folk Wisdom? *Ann. Intern. Med.* 1971; 74:771-82.

Seja como for, o resultado final é uma rápida alteração dos sistemas neuroendócrino e cardiovascular, intensamente envolvidos nos mecanismos de *luta ou fuga* ou de *nem luta nem fuga*.

Levando adiante este raciocínio, Hertz, citado por Helman em seu livro *Cultura, Saúde e Doença*, acredita que, na morte mágica, a morte social precede a morte biológica em um período variável de tempo, quase sempre curto, e é vivenciada pelo grupo a que pertence o indivíduo marcado para morrer.

Hertz considera que esta situação primitiva tem seu equivalente no mundo ocidental, nas internações prolongadas, no afastamento do trabalho, na permanência em asilos geriátricos, ao confinamento em um quarto, como forma de morte sociocultural, pois desencadeia um conjunto de fatos, que imobilizam o paciente, impossibilitando-o de *lutar ou fugir*, o que pode transtornar a sua homeostase.

Outro exemplo de estresse culturogênico, cujo efeito pode agravar a evolução da doença, é o significado metafórico de doenças como câncer, AIDS, hanseníase, tuberculose. Este tema foi desenvolvido com profundidade e erudição por Susan Sontag nos ensaios *Doença como Metáfora* e *AIDS e suas Metáforas*, publicados no Brasil pela Editora Companhia de Bolso, em 2007.

Na prática cotidiana, a "hipertensão do jaleco branco", uma condição comum nos consultórios, tem como causa uma reação fisiológica que acompanha a ansiedade de ir ao consultório de um médico. Este tipo de hipertensão arterial pode ser interpretada na mesma perspectiva antropológica, ou seja, os fatores culturais que influem na maneira de encarar a doença e a consulta médica, incluindo o medo de ir a um consultório, é que alteram a pressão arterial, uma das adaptações que ocorrem para a *luta ou fuga*. Mas, neste caso, predomina o mecanismo de *nem luta nem fuga*. É razoável, inclusive, invocar o "efeito iatrogênico" do médico, porque, afinal, ele é, embora indiretamente, o agente responsável pelo aumento da pressão arterial daquele indivíduo.

Como se pode ver, tudo nasce no encontro entre duas figuras com poderes diferentes, seja em nível mais primitivo – feiticeiro-indivíduo – seja no mais atual – médico-paciente. Nas profundezas do inconsciente coletivo, o feiticeiro e o médico ainda se confundem.

Uma boa compreensão destes fenômenos culturais vai tornar possível aos médicos assumirem com mais clareza, eficiência e segurança seu papel no encontro clínico.

Parte 4

Relação Médico-Paciente

26 Doutor, estou em suas mãos!, 98
27 O oncologista que se relacionava com o "tumor do ovário", e não com a paciente, 100
28 O médico que amarrou a cadeira do paciente no sifão da pia, 103
29 Não sei mais quem é meu médico!, 106
30 A mídia eletrônica, a internet e a relação médico-paciente, 109
31 O médico como paciente, 112
32 A paciente do quarto 302, 115

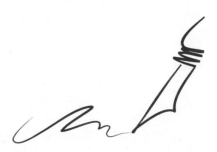

Doutor, estou em suas mãos!

A anamnese e o exame físico, componentes essenciais do método clínico, completam-se de maneira perfeita, não havendo vantagem de se fazer uma separação rígida entre um e outro. Muitas vezes, informações obtidas na história do paciente, fundamentais para o diagnóstico, só são incluídas em nosso raciocínio durante o exame físico. A propósito, cumpre ressaltar que uma das características mais importantes do exame clínico é sua flexibilidade. No entanto, é considerado seu lado mais frágil por aqueles que pouco o conhecem ou não entendem todas as possibilidades deste método. Flexibilidade é, exatamente, a característica que possibilita adaptá-lo a qualquer situação em que for aplicado. Por isso, pode-se até dizer que o método clínico não tem limites precisos: ele serve às ciências biológicas, às ciências humanas e às ciências sociais. É o único método com o qual se consegue investigar todos os meandros do processo saúde-doença, entre os quais se situa o componente psicológico do exame físico.

A comunicação entre o médico e o paciente não se faz apenas durante a anamnese, baseada na comunicação verbal. O exame físico também faz parte do processo de comunicação entre o médico e o paciente. Aliás, o significado psicológico do exame físico reforça a relação médico-paciente pela proximidade que, por meio dele, o médico estabelece com o doente.

É necessário compreender, portanto, que "inspecionar" e "olhar" são indissociáveis, entre si, enquanto "palpar" e "tocar" são procedimentos que se completam. Enquanto inspecionamos e palpamos em busca de alterações da superfície corporal ou de suas entranhas, o paciente deseja também que tenhamos consciência de que ele quer ser olhado ao mesmo tempo em que nos permite que o toquemos.

A síntese deste duplo significado do exame físico – semiotécnico e psicológico – pode ser mais bem compreendido se soubermos entender o que os pacientes querem dizer quando falam: "Doutor, estou em suas mãos!". Esta expressão tem dois significados: tanto quer dizer que o paciente está esperando que de nossas mãos saia a prescrição de um medicamento ou que elas sejam capazes de uma intervenção que irá livrá-lo de um sofrimento, como significa também que a nós está entregando o futuro de sua vida, ao permitir que decidamos o que é melhor para ele. Por isso, é necessário compreender tudo o que o paciente espera de nós quando diz: "Doutor, estou em suas mãos!". Quando um médico ouvir esta expressão, pode estar certo de que alcançou a plenitude da profissão médica.

O oncologista que se relacionava com o "tumor do ovário", e não com a paciente

A oncologia é uma especialidade muito difícil, não apenas no que se refere aos métodos diagnósticos e tratamentos, mas também em função das características psicológicas dos pacientes. O câncer é acompanhado de medos, preconceitos, insegurança. Ao receber este diagnóstico o paciente "mergulha" em um mundo diferente, e viver nele não é fácil. Por tudo isso, o oncologista precisa de um treinamento especial. Precisa ser uma pessoa diferente com uma visão humana de seu trabalho. Mas... Nem sempre é assim. Veja, por exemplo, o incrível relato que Drauzio Varella fez em seu livro *Por um Fio*:[1]

> "Anos antes, no ambulatório do Memorial Hospital, em Nova York (onde estava fazendo um estágio) presenciei um diálogo entre um médico de quase dois metros de altura, cabelo repartido no meio e óculos que cobriam metade do rosto, e uma paciente com um tumor de ovário que se disseminava pelo abdome, debilitada pelas sucessivas recaídas e pelos efeitos colaterais do tratamento interminável. Faltavam dez dias para o dia de Ação de Graças, sagrado para a família americana, e

---
[1] Varella, D. *Por um Fio*. Companhia das Letras, 2004.

ela queria permissão para adiar por 1 semana o ciclo de quimioterapia previsto para 2 dias antes da data festiva. Se recebesse o tratamento, não teria condições físicas para a viagem ao Arizona, onde moravam a filha única e a netinha.

Sem parar um instante de escrever no prontuário, o Oncologista falou à paciente:

'O ciclo deve ser repetido a cada vinte e um dias. O intervalo é baseado no comportamento biológico do tumor; é a senhora que deve se adaptar a ele, e não o contrário!'. Não havia justificativa científica para tamanha rigidez diante daquela doença avançada. Que diferença faria 1 semana a mais ou a menos de intervalo se o tratamento era apenas paliativo? A frustração tomou conta do rosto da senhora. Não chegou a chorar, embora desse a impressão de que iria fazê-lo. Depois, suspirou, conformada: 'Está bem, o ano que vem eu vou'. Ainda sem desviar os olhos do prontuário, o médico sentenciou em inglês pausado: 'Menos de dez por cento das pacientes no estágio da doença em que a senhora se encontra sobrevivem 1 ano'."

Certamente, este médico sabia tudo sobre este tipo de tumor. Mas é mais do que certo também que ele não sabia nada sobre aquela pessoa. Seus conhecimentos científicos não tinham mais praticamente nenhuma importância para aquela paciente. Naquele momento suas "sólidas evidências científicas" só serviram para infligir mais sofrimento. É estranho, mas o que aconteceu é que ele não conseguia se relacionar com a paciente. Seu relacionamento era com o tumor!

Episódios como este não são raros. Pelo contrário, estão cada vez mais frequentes. Com a atenção totalmente centrada na doença, a condição humana do paciente desaparece. E o mais curioso é que, se suas previsões estatísticas falharem em questões prognósticas, este tipo de médico fica triste e frustrado! Por não saber relativizar o valor dos conhecimentos científicos atuais – e na área de oncologia são bastante escassos, imprecisos, insuficientes – faz força para as coisas acontecerem de acordo com o que se sabe nesta fase da medicina em que estamos vivendo. Pacientes que contrariam previsões terapêuticas ou prognósticas são comuns, tanto no sentido de resposta favorável quanto desfavorável.

Quem sabe relativizar os conhecimentos científicos, colocando-os em seu devido lugar, sabe valorizar todos os outros aspectos: emocionais, familiares, culturais, econômicos – que podem adquirir mais relevância do que dados histológicos, citoquímicos, além de outros.

Este episódio caracteriza o típico médico que desconhece o lado humano da medicina. A meu ver, é um péssimo médico!

O médico que amarrou a cadeira do paciente no sifão da pia

Tenho procurado abordar a relação médico-paciente em todas as suas nuances: ora tristes, ora alegres, às vezes dramáticas, outras vezes cheia de emoção. Tudo pode acontecer...

A história que vou relatar, quase inacreditável, é um episódio triste que demonstra até que ponto um médico, de maneira consciente, procura eliminar a essência do encontro clínico que é a relação com o paciente.

Sem dúvida, um sem-número de fatores exerce influência no encontro clínico, tanto no que diz respeito ao médico quanto ao paciente. Um dos fatores relacionados com o médico que pesa muito em sua maneira de agir são as condições de trabalho. Aliás, influenciam tanto que podem até alterar seu comportamento, o qual, em outro ambiente, age de maneira completamente diferente.

Foi o que aconteceu com um colega, cardiologista competente, professor de clínica médica, com quem tive estreito relacionamento. Sua prática médica era de alto padrão, não só científico, mas também no lado humano. No entanto, ocorreu com ele um fenômeno curioso de dualidade de comportamento em diferentes locais de trabalho: em seu consultório, atendia seus pacientes com educação e atenção, cativando-os e a seus familiares. Sei disso, porque, quando eu viajava, meus pacientes que eram atendidos por ele descreviam os encontros com palavras elogiosas, comprovando a alta qualidade de sua prática médica. Contudo, ele tinha um emprego em um posto de saúde, no qual trabalhava por obrigação e necessidade de completar seu orçamento. Muitas vezes, ele me confessou não gostar daquele trabalho, mais do que isso, chegava a odiar o tempo que lá era obrigado a passar. Por algum motivo recôndito em seu inconsciente, transferia para os pacientes toda sua aversão por aquele trabalho.

Esta aversão chegou a tal ponto que um dia teve uma iniciativa completamente contrária ao que eu sabia dele: a sala de consulta onde atendia era relativamente grande e, além da escrivaninha, das duas cadeiras metálicas e da mesa de exame, havia uma pia em um dos cantos.

Veja o que ele foi capaz de fazer: levou um pedaço de arame e amarrou a cadeira destinada ao paciente ao sifão da pia, o que a afastou alguns metros da escrivaninha onde ele se sentava durante a consulta.

A cena, a meu ver, é chocante: o paciente entrava, via a cadeira, perto da pia, e ao ser solicitado a sentar-se, instintivamente, puxava-a na tentativa de se aproximar do médico; porém, a cadeira não se movia. Estava amarrada! O objetivo era exatamente este! Mantê-lo distante. Não são necessárias teorias psicológicas refinadas para compreender sua iniciativa. Mudou seu comportamento e transferiu para o paciente sua repulsa por aquele ambiente de trabalho.

Este exemplo, verdadeira demonstração explícita de rejeição ao paciente, pode servir de reflexão para outros mecanismos de rejeição. Entre outros, lembro-me de um consultório em que o médico colocou sua cadeira, verdadeiro trono revestido de couro preto, sobre uma plataforma, cerca de 50 centímetros acima da cadeira destinada ao paciente. Não é de se estranhar que sua carreira não foi um sucesso e não durou muito tempo. Sua cadeira em uma plataforma refletia seu desejo de ficar longe – e acima – do paciente. Psicológica e tecnicamente estava bem preparado para "relacionar-se" com o "órgão" que ele ia operar. O que ele fazia até bem! Mas, não conseguia ver a pessoa...

Tais atitudes não são raras. Muitas delas ficam camufladas atrás de um falso sorriso. Contudo, os pacientes não se deixam enganar com facilidade. Alguns são atraídos por consultórios luxuosos, secretárias bem vestidas, mas, chega uma hora em que a verdade vem à tona, e os pacientes se afastam, o que fazem com todo direito. Isso porque, por mais competência técnica que um médico tenha, o que mantém sua clientela é sua capacidade de relação interpessoal. Em outras palavras: sucesso profissional depende mais da relação médico-paciente do que dos conhecimentos técnicos do profissional ou da luxuosa decoração do consultório.

Não sei mais quem é meu médico!

Vou abordar uma situação que tem se tornado cada vez mais frequente na prática médica com a subdivisão da medicina em especialidades e subespecialidades, que são indispensáveis, mas que causam consequências desastrosas para as quais precisamos buscar soluções.

Quando um paciente é atendido por vários médicos, ele não forma vínculos com nenhum deles, e expressa isto dizendo: "Não sei mais qual é o meu médico!". Este desabafo, que ouvi inúmeras vezes, traz implícita a frustração do paciente de não ter um médico com o qual possa estabelecer laços emocionais, expressos na afirmativa "meu médico", quando vai se referir ao profissional que cuida dele, em quem confia e é sua referência nos seus problemas de saúde.

Por isso, não é exagero dizer que, *quando um paciente tem um médico, ele tem médico, quando ele é atendido por dois médicos, ele tem meio médico e quando são muitos os médicos que tratam dele, acaba não tendo nenhum médico.*

Há solução para esta situação? Sim, basta que um dos médicos que "cuida" do paciente seja de fato seu "médico". Ele poderia receber a denominação de "médico assistente", conceito que teria implicações legais, éticas e financeiras. Os demais – os especialistas, sejam quantos forem – passariam a ter o papel do coparticipantes, realizando da melhor maneira possível os exames ou procedimentos necessários. Sei que isso é perfeitamente possível porque já atuei nas duas posições. Como o médico assistente, que cuidava do paciente, e como cardiologista, que fazia exames especializados ou tratava problemas específicos, solicitados por outros colegas.

Uma das causas básicas desta situação é a falta de comunicação entre os médicos que participam do tratamento de um mesmo paciente com diferentes problemas. Quando se comunicam entre si, são evitadas informações contraditórias, recomendações conflitantes e até condutas incompatíveis. Em qualquer dessas situações, os pacientes ficam desorientados, com reflexos negativos no tratamento. Não sabendo o que é o melhor para eles, passam a não acreditar no que os médicos falam ou prescrevem. Ficam com "pé atrás", como costumam dizer. Informações contraditórias causam o descrédito de "todos" os que estão envolvidos com aquele paciente.

Acabam, os próprios pacientes, "escolhendo", entre as recomendações e até entre as prescrições, o que acham mais conveniente seguir. Para piorar a situação, quase sempre omitem informações, prescrições e recomendações dos especialistas que estão tratando dele, confirmando a afirmativa de que o paciente que tem muitos médicos não tem, na verdade, nenhum.

Ao contrário, quando os especialistas se comunicam entre si, é possível harmonizar as condutas terapêuticas, porém, mais do que isso, o paciente se sente à vontade para eleger um deles como "seu médico".

Certa vez, um paciente do qual eu cuidava há muito tempo precisou ser atendido por um neurologista – havia sofrido um AVC –, um oftalmologista – era diabético e sua visão estava prejudicada –, e um cirurgião cardíaco – para fazer uma revascularização miocárdica. O paciente passava de um para outro, sem contar o ecocardiografista, o hemodinamicista, os "imaginologistas", às vezes, em uma mesma semana. As informações, recomendações e prescrições foram confundindo o paciente de tal modo, que ele, certo dia, expressou isso de uma maneira simples, direta e irônica, quando me disse: "Doutor, o senhor pode arranjar um especialista para minha cabeça, outro para meus olhos e até um para o meu fígado, mas eu queria que o senhor cuidasse de mim, enquanto seus colegas vão tratando de meus órgãos!".

Sua conclusão foi exatamente a solução que considero possível para neutralizar o efeito negativo da fragmentação da medicina em especialidades e subespecialidades. Este paciente me escolheu para ser seu médico assistente, não importando para ele quantos e quais especialistas precisassem participar de seu tratamento.

Acredito que a proposta de criar a figura do médico assistente poderia ser analisada pelas entidades de classe e planos de saúde. Melhoraria a qualidade de assistência médica e poderia até reduzir custos.

30
A mídia eletrônica, a internet e a relação médico-paciente

A mídia eletrônica e a internet estão entrando cada vez mais fundo na intimidade do encontro clínico. São fatores externos que influenciam e podem até alterar a relação médico-paciente.

A televisão invade nossas casas, nas mais variadas formas, não apenas com informações, mas também com histórias e imagens relacionadas com a saúde e com as doenças quase sempre explorando os aspectos exóticos ou emocionais. A televisão, mais do que os jornais, as revistas e o rádio, é um poderoso veículo de transformação do modo de vida. Nos programas de TV, sejam eles noticiários, novelas, filmes, tudo o que se refere à medicina é apresentado com ênfase especial nos equipamentos de diagnósticos e em novos tipos de tratamento. Não precisam apresentar resultados comprovados para merecerem destaque na mídia. O que se busca é despertar a curiosidade, a melhor maneira para segurar o telespectador naquele canal. Por trás de tudo, podem ser entrevistos interesses comerciais das próprias emissoras de televisão ou de seus patrocinadores, os quais, na área de saúde, são as indústrias farmacêuticas e os fabricantes de material e aparelhos para diagnóstico e tratamento. Tudo camuflado por uma vistosa "roupagem" de que são informações indispensáveis para melhorar a saúde da população.

Tudo isso já existia e continua presente no rádio; contudo, este meio de comunicação se especializou nas coisas mais baratas, em medicamentos populares, boa parte deles, é bom que se diga, sem qualquer utilidade. Merecem a jocosa denominação de "tapiotróficos", porque não passam de grosseira tapeação da boa fé da população.

A internet está ocupando outro espaço, no qual estão ocorrendo profundas modificações na relação dos pacientes com os médicos e demais profissionais da saúde.

Um número cada vez maior de pacientes tornou-se assíduo frequentador de *sites* de busca – o "Dr. Google", é um dos preferidos –, nos quais buscam informações sobre doenças e tratamentos. Basta digitar algumas palavras para se obter uma quantidade imensa de informações. Com mais alguns cliques vão sendo abertos *links* em sequência imprevisível. O paciente vai lendo e vendo figuras sobre doenças, exames, medicamentos, cirurgias e muito mais. Pode tirar as mais estapafúrdias conclusões, fato que não é de se estranhar. Quando chegam ao consultório podem ter informações que o médico desconhece. Muitos médicos ficam perturbados diante destes pacientes, reagem com sarcasmo ou franca hostilidade, e se põem na defensiva com receio de serem considerados incompetentes, desinformados ou ultrapassados.

Ter informações, por si só, nada significa, podendo ajudar ou atrapalhar. Em contrapartida, é necessário aprender a enfrentar esta nova situação. É possível até tirar proveito dela. Em primeiro lugar, é nosso dever tirar as dúvidas e corrigir interpretações equivocadas que surgem justamente porque os pacientes não têm os conhecimentos básicos para entender de maneira correta a avalanche de informações que conseguem com alguns cliques.

Outra questão que surgiu com a internet é a criação, pelos hospitais e centros de diagnóstico, de *sites* onde ficam hospedados prontuários, fotografias, exames, laudos, ou seja, dados que podem se tornar públicos, invadindo a privacidade do paciente. Convém lembrar que, como estabelece o Código de Ética, os médicos, os hospitais e os centros de diagnóstico estão habilitados a guardar em seus arquivos, tradicionais ou eletrônicos, tudo o que foi originado daquele paciente. Não podem, contudo, torná-lo de acesso público. Se o fizerem estão cometendo um crime.

Com tantas informações, as incertezas do paciente tornam-se maiores e mais visíveis. Passam a ser verdadeiros desafios. É preciso deixar claro que a decisão diagnóstica é sempre do médico que assiste o paciente. Os laudos podem ter informações muito importantes, mas não são "decisão diagnóstica". Aliás, um laudo, raramente, por si só, é suficiente para justificar uma proposta terapêutica. O laudo é apenas o reconhecimento de uma lesão ou disfunção, enquanto "decisão diagnóstica" é um processo complexo que envolve a pessoa como um todo, incluindo família, trabalho e plano de saúde. A padronização de condutas não tem valor absoluto, por mais que os administradores e os planos de saúde a desejem.

Cada vez mais, a mídia eletrônica e a internet vão fazer parte do encontro clínico. Não vejo razão para reclamar ou entrar em conflito com essas novidades. O que eu vejo é a necessidade de se preparar para esta nova situação e saber usá-las em benefício do paciente.

O médico como paciente

Para se compreender os dois lados da relação, o do médico e do paciente, nada melhor do que conhecer alguns relatos de médicos que se tornaram pacientes. Um dos mais ilustrativos é o do Dr. Rabin, um endocrinologista americano, acometido por esclerose lateral amiotrófica. Eis o relato que fez sobre seu "encontro clínico" com um renomado neurologista: "Fiquei desiludido com a maneira impessoal dele se comunicar comigo. Não demonstrou, em momento nenhum, interesse por mim como uma pessoa que estivesse sofrendo. Não me fez nenhuma pergunta sobre meu trabalho. Não me aconselhou nada a respeito do que tinha de fazer para me adaptar àquela doença, que sabíamos – eu o neurologista – não ter cura. Gastou seu tempo me expondo aspectos anatômicos e patológicos e apresentou com detalhes (inúteis para mim) a curva de mortalidade da esclerose amiotrófica".

Ao fazer reflexões sobre esta sua experiência como paciente, o Dr. Rabin deu-se conta de que sua formação médica também se caracterizou pela busca de conhecimentos científicos, os mais refinados possíveis, mas que deixou em segundo plano a capacidade de comunicação com os pacientes. O resultado é o despreparo dos médicos em valorizar a história de vida do paciente e a necessidade de apoiá-los emocionalmente.

Surpresa maior teve o Dr. Rabin ao ler um artigo deste mesmo médico no qual atribuía grande importância ao papel de apoio psicológico no tratamento de pacientes com esclerose lateral amiotrófica! Seu discurso nada tinha a ver com sua prática.

A conclusão é óbvia: a formação dos médicos, assim como da maioria dos outros profissionais da saúde, precisa ser reformulada. A exclusão de uma parte dos conhecimentos biológicos para abrir espaço ao aprendizado dos processos de comunicação não fará falta alguma para bem cuidar de pacientes.

Outro relato ilustrativo é o do Dr. Sack, famoso neurologista que passou à condição de paciente ao fraturar uma perna. Sua entrada em um hospital, agora na condição de doente, foi descrita da seguinte maneira: "Vivi momentos de sistemática despersonalização. Minhas vestes foram substituídas por roupas brancas padronizadas e passei a ser identificado apenas por um número. Perdi muitos de meus direitos e fiquei na completa dependência das normas da instituição. Em determinados momentos era como se minha pessoa tivesse desaparecido porque a atenção de todos visava apenas minha perna fraturada".

Os bons resultados do tratamento da fratura não apagaram as recordações negativas de sua experiência como paciente. Tal como o Dr. Rabin, concluiu seu relato reivindicando uma reformulação na formação médica, particularmente no que se refere ao relacionamento entre o médico e o paciente.

Questão semelhante foi tema do filme *The Doctor*, cujo título em português é *Golpe do Destino*. Neste filme é contada a história de um famoso cirurgião cardiovascular acometido de um câncer na garganta. O médico relata suas vivências com uma médica, especialista em oncologia, que se comportava rigorosamente no modelo técnico, tal como ele. Era muito competente, mas suas atitudes eram frias e distantes. Só se interessava pela "lesão cancerosa na garganta". Sua condição humana, as questões familiares que eclodiram com o câncer, nada disso despertou nela o mínimo interesse. Naquele mesmo hospital havia outro oncologista, "estigmatizado" pelos colegas pelas suas preocupações com o lado humano da medicina. A ele recorreu após se desiludir com a medicina tecnicista. Este médico detinha e utilizava todos os conhecimentos científicos, mas, além deles, tinha capacidade de ver o paciente em sua individualidade e em sua totalidade. Ao mudar de médico, a vida do cirurgião, como doente, também mudou. O mais importante é que, ao recuperar sua saúde, ele mudou também sua maneira de encarar sua própria prática médica e seu papel de professor. Belas lições podem ser aprendidas neste filme.

Em que estava a diferença entre os dois oncologistas? Por certo não era na competência técnica. Quanto a isso eram iguais. A grande diferença residia na relação médico-paciente e na capacidade de comunicação. Ao conseguir se comunicar, os aspectos psicológicos – o fantasma do câncer desperta medos profundos – e os sociais – as relações com sua família e seu futuro como cirurgião – puderam ser abordados com repercussão favorável no próprio tratamento da lesão. Foi uma boa relação médico-paciente que o fez aderir ao tratamento de "corpo e alma", conforme declarou.

A paciente do quarto 302

A comunicação é um componente essencial da vida social de todos nós e dela depende a relação do médico com o paciente.

Talvez, por estar na interface entre as ciências da saúde e as ciências sociais, é um território que permanece pouco estudado pelos pesquisadores de ambas as áreas.

A emergência deste novo tema é uma exigência da crescente importância dos meios de comunicação em todos os setores da vida humana. O estudo da comunicação engloba as mais variadas questões da saúde humana, podendo-se destacar as campanhas de saúde pública, a compreensão sociocultural das doenças, os fatores de risco, a saúde e o meio ambiente, a telemedicina, a internet. Contudo, é exatamente a falta de comunicação entre os médicos e seus pacientes, entre eles e os familiares, assim como entre profissionais e gestores da saúde, uma das péssimas características da prática médica atual.

Nada melhor para exemplificar esta situação do que a seguinte história já divulgada em vários livros. Trata-se de um diálogo entre uma paciente e vários profissionais da saúde, que pode ter ocorrido em qualquer hospital:

– Bom dia, é da recepção?

– Sim!

– Gostaria de falar com alguém que me desse informação sobre uma paciente. Queria saber se esta pessoa está melhor ou piorou...

– Qual é o nome da paciente?

– Chama-se Maria Isabel e está no quarto 302.

– Um momentinho, vou transferir a ligação para o setor de enfermagem...

– Bom dia, sou a enfermeira Lourdes. O que deseja?

– Gostaria de saber as condições da paciente Maria Isabel do quarto 302, por favor!

– Um minuto, vou localizar o médico de plantão.

– Aqui é o Dr. Carlos, plantonista. Em que posso ajudar?

– Olá, doutor. Preciso que alguém me informe sobre a saúde de Maria Isabel que está internada há 3 semanas no quarto 302.

– Ok, minha senhora, vou consultar o prontuário da paciente... um instante só!

– Hum... Aqui está: ela se alimentou bem hoje, a pressão arterial e o pulso estão estáveis, responde bem à medicação prescrita e vai ser retirada do monitor cardíaco até amanhã. Continuando bem, o médico responsável por ela assinará sua alta em 3 dias.

– Ahhh, graças a Deus! São notícias maravilhosas! Que alegria!

– Pelo entusiasmo, a senhora deve ser alguém muito próxima da família?

– Não! Sou a própria Maria Isabel, telefonando aqui do 302. É que todo mundo entra e sai do meu quarto e ninguém me diz porcaria nenhuma!

Que lição tirar desta história? A relação médico-paciente é, pela sua própria natureza, extremamente complexa, por vários motivos. Um dos principais é que, em seu núcleo, como em qualquer relação humana, há o fenômeno da comunicação. A qualidade da relação será um reflexo do modelo de comunicação que a governa.

Cartas aos Estudantes de Medicina

Se analisarmos esta história, salta à vista a falta de comunicação entre os profissionais de saúde e a paciente. Admitindo que se trata de um "bom" hospital pode-se deduzir que todos – médicos, enfermeiros, fisioterapeutas, nutricionistas e outros – executaram suas funções com alta competência técnica. O que faltou, então? Pura e simplesmente um dos elementos nucleares do encontro clínico: a comunicação com a paciente. E isso é importante? Influi de alguma maneira nos resultados do tratamento? É possível que, em algumas situações seja irrelevante, mas, de maneira geral tem profunda interferência. A mais simples é sobre o estado de espírito do paciente. Se não sabe o que está se passando com ele e ao seu redor, o paciente começa a fazer elucubrações sobre tudo o que se relaciona à sua pessoa. Uma pequena dúvida pode crescer em sua mente a ponto de causar uma grande ansiedade que poderá alterar o funcionamento de seu organismo. Pode perder o apetite, não dormir direito, aumentar suas sensações dolorosas e assim por diante.

Muitos médicos, assim como outros profissionais da saúde, não sabem diferenciar comunicação, informação e motivação. Alguns procuram transmitir para o paciente um volume de informação tão grande que mais confunde do que esclarece. Não se pode negar que informações estão intimamente ligadas ao fenômeno comunicativo e motivacional. Deve-se começar pela escolha adequada do conteúdo informativo. A seguir, usar uma linguagem compreensível ao paciente, o que varia de um para outro. O momento de informar e o que informar precisa ser escolhido corretamente. O tempo disponível é outro fator que pesa sobremaneira. Tudo isso ainda é insuficiente se o médico não estiver espiritual e emocionalmente preparado para aquele momento. Aí, então, as informações podem formar as pontes entre o médico e o paciente. Parece complexo e é mesmo! À medida que as engrenagens do fenômeno comunicativo vão se tornando visíveis, o médico sente-se mais seguro e a comunicação entre ele e o paciente passa a acontecer. Aí o processo vai tornando-se simples.

A história da paciente Maria Isabel ilustra bem a falta de comunicação entre pacientes e médicos! Ela desejava tão pouca coisa! Apenas algumas palavras a deixariam tranquila!

Parte 5

Arte Clínica

33 AC = E [MBE + (MBV)^2]: uma equação matemática para a arte clínica, 120
34 O grande desafio: conciliar o método clínico com a tecnologia médica, 124
35 Os sintomas como linguagem dos órgãos, 127
36 O significado simbólico dos sintomas e das doenças, 130
37 O médico, o computador e o paciente, 133
38 Roteiros, fluxogramas, algoritmos e árvores de decisão, 136
39 Como os médicos devem pensar... Mesmo contrariando laudos de ressonância magnética!, 140

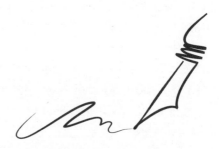

AC = E [MBE + (MBV)²]: uma equação matemática para a arte clínica

Desde a minha época de estudante desejava encontrar uma síntese do que representasse minhas atividades junto aos pacientes. Eu me perguntava: "O que estou fazendo aqui? Para que serve tudo isso que estou estudando? Como devo agir? Afinal, o que é a profissão médica?". Talvez, você já se tenha feito estas mesmas perguntas algumas vezes. Aos poucos, fui compreendendo que a essência do trabalho do médico é levar para cada paciente a ciência médica. Muito tempo depois, descobri que esta é a melhor definição de arte clínica: ciência e arte se completando. O segredo estava sendo desvendado. Eu tinha a definição, mas estava faltando identificar seus componentes. Até que um dia, em uma das inúmeras e agradáveis conversas com o Prof. Flávio Dantas, abordamos este tema. De início, concordamos que a medicina nasceu associada a rituais mágicos e místicos que os povos mais primitivos usavam para cuidar de seus doentes. Havia arte, mas não existia ciência (por isso, não tenha receio de vislumbrar em seu íntimo a discreta presença de um xamã! Bem utilizado não fará mal nenhum a seus pacientes). Descobri, ao conhecer um pouco da história da medicina, que o momento mais significativo na evolução do método clínico foi quando Hipócrates e seus discípulos da Escola de Kós passaram a considerar as doenças como fenômenos naturais e sistematizaram o exame dos pacientes. Pode-se dizer que aí teve origem a arte clínica. Em contrapartida, havia pouca ciência. Ao longo dos séculos, foram surgindo as mais diversas contribuições, representadas pelos conhecimentos sobre o corpo humano e sobre as lesões e disfunções dos órgãos. Manobras semióticas foram descritas e surgiram aparelhos e máquinas cada vez mais sofisticados. À medida que os exames complementares foram sendo incluídos na prática, certo número de médicos se deslumbraram e passaram a desprezar o exame do paciente. Os médicos de verdade, entretanto, logo compreenderam que nada pode substituir o exame clínico, por ser ele o único método que torna possível "ver" o paciente em sua totalidade. As coisas foram ficando cada vez mais claras para mim, mas faltava a síntese!

Foi quando procurei inspiração na tendência atual de transformar todas as atividades humanas em números e fórmulas. Cheguei, com a preciosa colaboração do Prof. Flávio Dantas, a uma equação[1] na qual procuramos incluir os componentes da arte clínica (AC) com seus "valores" e significados:

$$AC = E [MBE + (MBV)^2]$$

Em que: AC = arte clínica; E = ética; MBE = medicina baseada em evidências; MBV = medicina baseada em vivências.

Como se pode ver, o componente principal da equação é a *ética* (**E**), pois é ela que dá o verdadeiro sentido a todo ato médico, quando se parte da premissa de que a medicina é uma profissão que deve estar a serviço do bem-estar humano e da coletividade. Tudo que existe na ciência médica pode ser usado para o bem ou para o mal. Há inúmeros exemplos. O que indica o caminho certo é a ética. Se o componente **E** for igual a zero, ou seja, se o ato médico não for ético, o resultado da equação será sempre zero. Aliás, um

---

[1]Porto, CC; Dantas, F. AC = E [MBE + (MBV)²], uma Equação Matemática para a Arte Clínica. *Rev. Soc. Bras. Clin. Méd.* 2003; 1(2):33-34.

ato médico perfeito tem três componentes: ética, qualidades humanas e competência técnica, nessa ordem.

A medicina baseada em evidências (MBE), movimento surgido na década de 1990 como um dos bons frutos da epidemiologia clínica, não poderia deixar de ocupar um lugar na equação porque fornece informações úteis para estudar a evolução da maior parte das doenças e para definir a utilidade de exames complementares e dos tratamentos; embora esteja aí incluída a "competência técnica" de um ato médico, não a considero como seu componente mais importante. O lado fraco da MBE é que ele se apoia totalmente em técnicas estatísticas, sabidamente incapazes de abarcar toda a complexidade do processo saúde-doença, por mais refinadas que sejam.

Como elemento de destaque, deve ficar o que mais influi no resultado final da equação. É o que denominamos medicina baseada em vivências (MBV), que é resultante do convívio direto com pacientes. Inclui diversos componentes, entre os quais se destacam qualidades humanas, a relação com o paciente, bom senso, capacidade de comunicação e de fazer julgamentos do que é útil para cada paciente (tirocínio profissional) e sensibilidade para ver a pessoa em sua individualidade e em sua totalidade. Tendo em conta que este componente é o marcador de qualidade da arte clínica, vale dizer, da prática médica, consideramos que deve ser elevado ao quadrado $(MBV)^2$.

Qual a posição do exame clínico nesta equação? A nosso ver ele é indissociável de todos os componentes da equação. Senão, vejamos: a ética é um conjunto de princípios e normas que para serem aplicados precisam ser transformados em códigos, leis e resoluções, que vão estar presentes desde o momento inicial do exame clínico, ou seja, começa quando estamos fazendo a identificação de uma pessoa que temos diante de nós na condição de paciente e permanece em todos os atos executados pelo médico, seja para fins diagnósticos ou terapêuticos.

Cartas aos Estudantes de Medicina

A MBE formula propostas e sugere condutas (consensos e diretrizes), a partir, principalmente, de dados clínicos, aos quais se somam as informações originadas de exames complementares; por isso, o exame clínico continua sendo componente fundamental do trabalho do médico. Para se praticar corretamente a medicina baseada em evidências, um bom conhecimento de estatística é indispensável para não se deixar enganar por "falsas verdades", oriundas da manipulação de fórmulas matemáticas.

Na essência da MBV está o encontro clínico, porque seu núcleo de luz é representado pela relação do médico com o paciente. Só adquire vivência clínica quem trabalha com doentes e seus familiares, reconhecendo que acima de tudo e em primeiro lugar está a condição humana do paciente. Mais do que isso, ter "vivências" significa ter capacidade de transformar dados estatísticos, fluxogramas, árvores de decisão, informações e conhecimentos de diferentes áreas – não apenas da área biológica, mas também das ciências sociais e humanas – em ações concretas e específicas para cada paciente.

Além disso, "vivências" devem ser entendidas como fenômeno existencial, não mensurável, intransferível, que estão associadas tanto à racionalidade como às emoções, que incluem aspectos éticos, socioculturais, políticos e legais. Mais ainda: "vivências" só se aprendem "vivenciando" com os pacientes o processo saúde-doença. Vale a pena lembrar que tudo isso reside no âmago do encontro clínico, única oportunidade para colocar em prática as qualidades humanas essenciais – integridade, respeito e compaixão. Afinal, é no momento em que estão juntos que o médico e o paciente estão comprometidos um com o outro, cada um exercendo seu papel, em busca do mesmo objetivo: o alívio de um sofrimento ou a cura de uma doença. Afinal, arte clínica é levar para cada paciente a ciência médica.

O grande desafio: conciliar o método clínico com a tecnologia médica

O grande desafio que temos diante de nós é a conciliação entre o método clínico e a tecnologia médica. Compreender que um não substitui o outro e que não há conflito entre ambos é o primeiro passo para aprender e exercer uma medicina de excelência. Dito de outra maneira: o grande desafio é saber reunir, no mesmo ato, o lado técnico da medicina e nossa condição humana. Disse "nossa" porque tanto o paciente como o médico não podem se esquecer de que, antes de tudo, somos humanos, eventualmente travestidos de doente – o paciente – e de profissional – o médico ou o aprendiz de médico, no caso do estudante de medicina – que cuida dele.

Não podemos esquecer que a medicina não é simplesmente um conjunto de técnicas e informações, mas o resultado de tradições e conhecimentos que abrangem o ser humano como um todo, incluindo suas relações com o contexto cultural e o meio ambiente. Talvez uma maneira de fixar esta verdade seja memorizar o seguinte axioma: *ninguém nasce, ninguém vive, ninguém adoece, ninguém morre da mesma maneira em todos os lugares.*

Nossa mente consegue, apoiando-se em elementos lógicos e intuitivos, armazenar um imenso saber para aplicá-lo na cura dos doentes. Contudo, não se iluda de que seja possível transformar tudo isso em fluxogramas, árvores de decisões, roteiros, consensos, diretrizes para tornar mais fácil nossa tarefa de identificar as doenças e cuidar dos pacientes. Contudo, devemos reconhecer que, embora tenham valor relativo, nem por isso devem ser desprezados.

Sem dúvida, a possibilidade de investigar os mais recônditos aspectos do corpo humano ou suas modificações anatômicas e funcionais, com detalhes e precisão nunca antes imaginados, fascinou os médicos a tal ponto que muitos pensaram – e alguns ainda pensam – que as máquinas poderiam fazer mais e melhor o que médicos fazem no contato direto com os pacientes.

Não se pode ignorar que isso pôs diante de nós um desafio que nos obriga a reavaliar o que devemos preservar e o que deve ser esquecido. Antes de tudo, deve-se ter consciência de que a medicina está vivendo um momento de transição. É necessário abrir os olhos e a mente e não se posicionar nos extremos deste embate: ou seja, ficar do lado dos que se apegam cegamente, por comodidade ou até por ignorância, à maneira tradicional de exercer a profissão médica, nem se associar aos que ficam deslumbrados com as últimas novidades. Ter mente aberta e espírito crítico para encontrar o ponto de equilíbrio consiste em adotar o novo, que se mostrar de fato necessário, sem medo de conservar o antigo, que esteja comprovado ser bom.

Em suma: podemos nos tornar cada vez mais eficientes – com auxílio das máquinas –, sem perder nossa sensibilidade, que é posta à prova no exame clínico do paciente.

Além disso, é fundamental nunca perder de vista que há um lado da medicina que não se enquadra nos limites – e nas limitações – dos aparelhos e das máquinas, por mais maravilhosos que sejam, pois neste lado encontra-se muita coisa que é indispensável para o trabalho como estudante e como futuro médico. De tudo, o que me parece mais importante é a relação médico-paciente, que pode ser considerada a essência de uma medicina de excelência. Neste lado da medicina é que se encontram as incontáveis maneiras de sentir, sofrer, interpretar o que se sente e de relatar o que se passa no íntimo de cada um; aí é que se encontram as mudanças impressas pelo contexto cultural na maneira de sentir-se doente, a participação dos fenômenos inconscientes e as interferências do meio ambiente. Desde logo, é preciso compreender que cuidar de pacientes com eficiência depende de todos estes fatores, porque a ação do médico não se esgota nos domínios da técnica e da tecnologia.

A melhor maneira de começar a enfrentar este desafio é considerá-lo apenas um pseudodesafio! Embora possa parecer paradoxal, há evidências, cada vez mais fortes, de que os métodos complementares, sejam os laboratoriais, sejam os de imagem, são mais bem aproveitados quando iluminados pelas informações obtidas no exame do paciente. O que parecia conflitante – o método clínico e os exames realizados com aparelhos e máquinas – está passando a ser uma associação cada vez mais estreita. Aqueles que acreditam neste conflito podem cometer grosseiros equívocos. É sempre lembrada a atitude de um radiologista americano da década de 1950, que tinha sobre sua escrivaninha um estetoscópio guardado dentro de uma redoma de vidro, a dizer que aquele singelo instrumento era apenas uma peça histórica. Os anos se passaram e o que se tornou peça histórica foram os aparelhos de raios X da primeira metade do século passado. O estetoscópio continua insubstituível. Além de útil na ausculta do tórax e do abdome, ele se tornou o símbolo do contato entre o médico e o paciente. É possível que, quando as máquinas de ressonância magnética estiverem se transformando em sucata, o significado simbólico do estetoscópio continue cada vez mais vivo na medicina de excelência.

Os sintomas como linguagem dos órgãos

Vou abordar nesta carta um tema que torna possível compreender melhor o que se passa com os pacientes quando relatam suas queixas. Refiro-me à interpretação dos "sintomas como linguagem dos órgãos".

Diz-se que a *linguagem* é direta quando o sintoma expressa uma modificação localizada naquele órgão (p. ex., tosse na congestão pulmonar, diarreia nas enterocolites, dor retroesternal na isquemia miocárdica, prurido na *tinea corporis*, cólica abdominal na obstrução intestinal, e assim por diante). Mas o sintoma pode adquirir um significado simbólico quando é a expressão somática de transtornos emocionais (p. ex., disfagia histérica, tosse de origem emocional, dor precordial na depressão, dispneia suspirosa na ansiedade). No entanto, nosso organismo não se comporta de maneira tão esquemática, pois o ser humano é constituído de duas partes indivisíveis – a mente e o corpo –, inteiramente imbricadas uma na outra; mente e corpo são absolutamente solidários; um não existe sem o outro, apenas ora fica mais aparente o lado físico ora o psíquico. Mas, sempre, para expressar o que se passa conosco na saúde ou na doença, ambos são indissociáveis. Por isso, é necessário reconhecer que esta subdivisão em *linguagem direta* e *linguagem simbólica* é apenas um simples recurso didático.

Quando um sintoma surge, o paciente não tem condições de reconhecer se ele expressa uma alteração do órgão (*linguagem direta*) ou se ele expressa uma alteração emocional projetada naquele órgão (*linguagem simbólica*). Convém salientar, contudo, que ambos os significados são reais para ele. Por exemplo, tanto a dor cardíaca de origem isquêmica como a dor precordial de origem emocional são absolutamente verdadeiras, diferindo apenas na sua origem. O paciente de fato sente a dor. Uma é consequência da estimulação das terminações nervosas por substâncias químicas produzidas pela hipoxia do miocárdio enquanto a outra é produzida por substâncias químicas originadas – neurotransmissores – no sistema límbico durante uma frustração, uma perda ou qualquer condição que agrida o sistema emocional do paciente. No primeiro caso é no "coração anatômico" que se originou a dor; no segundo, a dor é sentida no "coração simbólico" que está projetado na nossa mente. Aliás, esta observação traz à baila uma questão muito importante em medicina: a imagem corporal ou autoimagem, que é como se projeta em nossa mente tudo que se refere ao nosso corpo. A autoimagem habita o âmago de nosso mundo emocional. Na época atual, um bom exemplo é a percepção equivocada das mulheres magras que se sentem gordas e tudo fazem em busca de uma autoimagem que se originou da intensa divulgação dos atuais estereótipos de beleza.

Quando se admite a unicidade mente-corpo, torna-se fácil compreender que há um componente físico e um psíquico em todo sintoma. O componente físico está restrito aos aspectos anatômicos e funcionais do órgão, enquanto o componente psíquico está intimamente relacionado com os aspectos psicológicos e socioculturais. Heranças culturais, influências religiosas, organização social, modismos, aspectos econômicos se interpenetram na mente humana e atingem os sistemas que captam as sensações que nascem nos órgãos, dando aos sintomas significados diferentes em contextos diferentes.

O inverso também é verdadeiro, ou seja, os órgãos podem ser a expressão de manifestações originadas no sistema límbico, pois é ali que se faz a conexão entre os órgãos e o contexto sociocultural no qual o paciente está inserido. Por isso, ao se fazer a análise de um sintoma precisamos tanto das referências anatômicas e fisiológicas, como das psicológicas e socioculturais, para se poder valorizar as expressões usadas e a maneira de o paciente sentir o que se passa em seu organismo.

Em suma: todos os sintomas podem ter um significado simbólico. No caso das doenças do coração, órgão de grande significado simbólico na civilização ocidental, o significado simbólico dos sintomas precisa ser bem conhecido.

A medicina é uma área do conhecimento humano que tem mil nuances. É preciso estar atento para desvendar a cada dia e em cada paciente. Será este o segredo do bom médico?

O significado simbólico dos sintomas e das doenças

Não se pode desconhecer que o significado simbólico dos sintomas e das doenças influi fortemente na dinâmica do encontro clínico e na relação médico-paciente.

O termo *simbólico* é usado para designar o que a doença significa não só para o paciente como também para o médico, e como ambos a integram em suas experiências. A expressão "a doença como metáfora" criada por Sontag, título de seu magnífico ensaio *Doença como Metáfora*, publicado conjuntamente com outro em que aborda a *AIDS e suas Metáforas*,[1] é bastante apropriada para se aprofundar o conhecimento sobre o significado simbólico dos sintomas e das doenças e entender como isso repercute tão intensamente na prática médica.

Toda queixa, ou seja, qualquer sintoma ou doença pode situar-se no plano imaginário, simbólico ou real. Pode predominar em um deles ou transitar pelos três planos. No imaginário, o sintoma ou a doença podem estar presentes antes de existir na realidade do paciente. Tudo depende dos fatos que estão acontecendo com ele

---
[1] Sontag, S. *Doença como Metáfora* e *AIDS e suas Metáforas*. Ed. Cia. de Bolso, 2007.

e o contexto no qual está vivenciando-os. O significado simbólico é parte fundamental do processo saúde-doença, fenômeno complexo pela sua própria natureza.

O significado simbólico compreende a associação de várias condições, tais como: (1) conhecimento do(s) sintoma(s) ou da doença(s); (2) experiências anteriores; (3) maneira de interpretar as doenças, especialmente as doenças graves ou estigmatizantes, como câncer, AIDS, hanseníase, paralisias, cegueira, depressão; (4) projeção ou idealização das consequências da doença nas atividades ocupacionais ou familiares; (5) interpretação dos sintomas ou das doenças com base em crenças religiosas ou filosofia de vida, no que se refere ao sofrimento e à morte.

O significado simbólico pode adicionar elementos individuais a características socioculturais, diferentes em cada pessoa. O grau de interação do médico com o paciente exerce inquestionável influência no componente metafórico e vice-versa. Vale dizer, apesar da interpretação científica que o médico faz das doenças, ele próprio não está livre de vê-las pelo seu significado simbólico. Isso vai refletir nas palavras que ele usa para dar informações sobre a doença, os tratamentos que propõe, as modificações de hábitos e como faz a avaliação prognóstica.

É importante salientar que o significado simbólico pode ser em tudo semelhante ou, ao contrário, totalmente diferente, para uma mesma doença, do ponto de vista do médico e do paciente. Visões diferentes, dependendo da perspectiva em que se colocam o paciente e de quem cuida dele, podem dar origem a conflitos, em nível consciente ou inconsciente, que vão redundar, por exemplo, na falta de adesão ao tratamento, uma das questões básicas da prática médica.

Deve ficar claro que não cabe ao médico, a qualquer custo, mudar o significado simbólico que o paciente dá a algum sintoma ou à sua doença, seja qual for. O que não quer dizer que devemos concordar ou fingir que estamos concordando com a interpretação do paciente. Isso é frequente entre os pacientes que, a partir de suas crenças religiosas, interpretam a doença como punição por atos praticados por ele ou algum familiar, herança da concepção sobrenatural das doenças. O médico precisa ser cauteloso e compreensível, bem como ter sensibilidade para manter um bom relacionamento com o paciente que vive simbolicamente sua doença, interpretando-a de maneira diferente da do médico.

De qualquer modo, é fundamental admitir e entender a presença no encontro clínico de tão diversos elementos. O paciente tem direito de fazer a interpretação simbólica de seu sofrimento, fruto de experiências pessoais ou familiares e de fatores socioculturais que atuam independentemente da vontade do médico, cuja tendência é sempre racionalizar os sintomas e as doenças. O médico tem obrigação, isso sim, de admitir que haja uma interpretação simbólica, porque um dos elementos básicos para o exercício da profissão médica é a compreensão ampla de todos os fatores relacionados com as doenças e com os doentes – reais, simbólicos ou imaginários.

Um exemplo de paciente que vivenciou simbolicamente a implantação de um marca-passo artificial em seu coração está descrito em outra carta, *Não aguento viver com o coração amarrado*, quando pude ver com muita clareza – objetivamente, poderia dizer – quão importante pode ser o significado simbólico de um sintoma ou de uma doença.

O médico, o computador e o paciente

Quando se diz que a medicina é uma arte e uma ciência, não se está fazendo uma afirmativa gratuita, uma frase de efeito, tampouco uma manifestação saudosista, daquelas que começam assim: *Ah! antigamente, quando não existiam tantas máquinas e aparelhos, os médicos exerciam a verdadeira arte clínica...* Não é por aí!

Vamos analisar melhor esta questão, sem saudosismo nem fantasias. Primeiro, deve ficar claro que não há por que lamentar a crescente presença dos recursos técnicos no campo da medicina. Aliás, a meu ver, quanto mais precisos e mais sensíveis forem os aparelhos e as máquinas, melhor para todos, médicos e pacientes, desde que – este é o segredo – se saiba reconhecer claramente suas possibilidades e suas limitações.

Nos últimos anos, com o rápido progresso da informática, uma parte dos médicos pensou que a memória de um computador, alimentada com todas as informações contidas nos tratados de medicina e áreas afins, seria capaz de fazer diagnósticos rápidos e perfeitos. Só tiveram êxito as experiências restritas à interpretação de gráficos e imagens como eletrocardiogramas, eletroencefalogramas, cintigrafias e algumas imagens radiológicas, que são constituídos de elementos facilmente transferíveis para algum tipo de linguagem de computador.

O mesmo não acontece com os dados clínicos, extremamente variáveis e mutáveis, mas nem por isso inadequados para os processos mentais que nos permitem fazer diagnósticos, os quais dependem não apenas de raciocínio lógico e racional, mas incluem numerosos elementos aparentemente desprovidos de conexão com os fatos relatados pelo paciente. Nestes elementos estão incluídos dados emocionais, étnicos, sociais, antropológicos, culturais ou de outra natureza. Na verdade, não temos ideia exata de quanto esses "outros elementos" influenciam nossas decisões diagnósticas e terapêuticas! Isso explica por que as aplicações das técnicas estatísticas e da ciência computacional aos métodos dedutivos e/ou intuitivos que constituem a essência da arte clínica não funcionam adequadamente.

No estágio atual do desenvolvimento técnico, os recursos da informática são insuperáveis para armazenar e analisar dados, fazer arquivos e correlacionar informações, mas continuam incapazes de avaliar os pacientes na profundidade e na abrangência necessárias para cuidar deles.

A razão disso é simples: o trabalho do médico tem dois lados bem nítidos. Em um lado, podemos colocar os conhecimentos científicos que devem ser organizados e aplicados de maneira objetiva, dentro das rígidas regras que a ciência exige, absolutamente racionais e lógicos, portanto, facilmente codificáveis. Nesse aspecto, só temos a ganhar com a computação eletrônica de dados, porque tudo se passa com inquestionável predomínio do objetivo sobre o subjetivo, tal como acontece em qualquer ramo das ciências naturais. Contudo, a medicina não pode ser enquadrada rigidamente nestes limites, pois, do outro lado, temos as inumeráveis maneiras de sentir, sofrer, interpretar o que se sente, relatar o que se passa no íntimo de cada um. Devemos acrescentar a isso as nuances impressas pelo contexto cultural, pela interferência do meio ambiente, pela presença de fenômenos inconscientes, muitos deles mal aflorando nas perguntas do médico e nas respostas do paciente. Aí, então, percebe-se o subjetivo andando junto com o que é objetivo ou até suplantando-o. É a intuição valendo tanto ou mais que os processos racionais e lógicos. Os limites precisos exigidos pela ciência (médica) dão lugar às fronteiras mal definidas e às referências instáveis, mutáveis pela sua própria natureza, que vão compor o outro componente da profissão médica, que costumamos chamar de arte (médica).

O que faz a medicina tão diferente de todas as outras profissões é este lado não científico, não racional, que nos obriga a ir além da célula lesada e do órgão doente, para se compreender uma pessoa doente.

Quem entende isso reconhece a importância da informática na medicina moderna, mas não se ilude a ponto de considerá-la uma nova maneira de cuidar de doentes. O computador, auxiliar fantástico, é apenas um componente a mais no arsenal de recursos que os avanços tecnológicos nos proporcionam; porém, nunca substituirá o médico... A não ser que passemos a cuidar de robôs!

38

Roteiros, fluxogramas, algoritmos e árvores de decisão

De modo geral, não se procura explicar para os estudantes os processos mentais do raciocínio clínico. Aprende-se por conta própria, pela observação não sistematizada do trabalho de residentes e professores nos ambulatórios e enfermarias, tal como os aprendizes de um artesão. Até certo ponto, esta estratégia é excelente, desde que o "artesão" ou o "professor" se disponha a orientar os passos iniciais de seu discípulo. Aprende a arte quem tem talento; quem não tem é descartado. Com os estudantes não se pode agir assim! Todo médico precisa desenvolver o raciocínio clínico.

Nos últimos anos, por influência da medicina baseada em evidências, estão sendo propostas "técnicas" para se aprender a fazer um raciocínio diagnóstico de maneira mais objetiva. Para isso, são criados roteiros, fluxogramas, algoritmos e árvores de decisão, além de outras "técnicas", todas com a finalidade de tornar o exame clínico mais "objetivo".

O gatilho dos processos mentais que nos levam a um diagnóstico costuma ser a queixa principal do paciente; por isso mesmo, corretamente denominado sintoma-guia. Aliás, um dos segredos de um bom diagnosticador é escolher de maneira correta o sintoma-guia,

Cartas aos Estudantes de Medicina

à medida que o paciente vai relatando suas queixas. Algumas vezes, o "sintoma-guia" pode até surgir, não de um dado clínico, mas de um laudo de exame complementar. Isso não tem a mínima importância, pois uma das melhores características do método clínico é justamente sua flexibilidade. O método clínico se adapta a qualquer situação! Sem que perca sua característica básica, ele pode sofrer inúmeras variações, na dependência do momento e do contexto em que é utilizado. O mesmo não se pode dizer dos roteiros, fluxogramas, algoritmos e árvores de decisão, engessados quase sempre nas possibilidades do "sim" e do "não".

Um dos exemplos mais comuns é a utilização de um fluxograma para avaliação da queixa de "dor no peito", rotulada de "dor torácica" nos serviços de emergências especializados no atendimento de pacientes com doenças do coração. Não se pode negar a utilidade desta estratégia, mas não se pode perder de vista suas limitações.

Uma coisa é verdade: quanto mais restritos os sintomas, melhor funcionam os fluxogramas, algoritmos e árvores de decisão. Costumo dizer que, quanto mais "galhos" tiver uma "árvore de decisão", mais difícil é descer por ela! Exatamente o contrário da brincadeira de infância de subir em árvores de verdade. Quanto mais galhos tivessem, mais fácil era escalá-las.

Boa parte dos pacientes relata múltiplos sintomas, alguns não bem definidos, o que nos obriga a levantar várias hipóteses diagnósticas. Aí, então, o raciocínio clínico torna-se mais complexo e os algoritmos mostram-se insuficientes pela sua própria natureza.

Os processos mentais, altamente sofisticados, não são facilmente substituídos pelas técnicas estatísticas atualmente utilizadas na abordagem do processo saúde-doença. Estatísticas dizem respeito a médias, não a indivíduos. Nenhum paciente encaixa-se perfeitamente na "média" obtida ao se estudar um grupo de pacientes incluídos em um ensaio clínico, seja para avaliar um método diagnóstico ou uma proposta terapêutica. Às vezes, digo com certo exagero que meus pacientes têm mais "fatores de exclusão" do que de "inclusão", causando extrema dificuldade de aplicar neles os resultados obtidos nos ensaios clínicos.

Não menosprezo os conhecimentos obtidos com técnicas estatísticas. Pelo contrário, reconheço que a busca de evidências estatísticas é um traço fundamental da ciência médica. Foi um grande avanço, por exemplo, na avaliação de medicamentos novos. Contudo, no que respeita à identificação das doenças é mais prudente usar estas estratégias apenas como pontos de referência. Podem facilitar o raciocínio diagnóstico ou a escolha de um tratamento, mas nunca podemos esquecer que temos diante de nós uma pessoa, e não uma "lesão" ou uma "disfunção". Vou repetir o que já foi dito em outro capítulo e que é uma das bases em que apoiei minha prática médica: *as doenças podem ser semelhantes, mas os doentes nunca são exatamente iguais*. A transposição de médias estatísticas para a prática médica não encontraria dificuldade se *os doentes fossem exatamente iguais!*

Não ignoro que os roteiros e as estratégias semelhantes podem ter alguma utilidade na fase inicial da aprendizagem do raciocínio clínico. Seriam como as antigas "cartilhas" utilizadas no início da alfabetização de uma criança. Depois que aprendemos a ler não precisamos mais delas. Outra questão que não pode ser esquecida é que nós, médicos, principalmente os que se relacionam diretamente com os pacientes, não agimos dentro de paradigmas matemáticos; raciocinamos de uma maneira aparentemente caótica – apenas aparentemente, porque a maneira de raciocinar de um médico competente é inteiramente lógica. Hipóteses diagnósticas vêm à nossa mente antes mesmo que o paciente diga uma única palavra sobre o que o trouxe a nós. O raciocínio não é, definitivamente, uma análise bayesiana, a não ser em situações mais simples, como, por exemplo, a interpretação de um eletrocardiograma ou a avaliação de distúrbios eletrolíticos no pós-operatório de um paciente.

Em situações complexas, tão comuns na prática médica, em especial quando se trata de idosos, nos quais são frequentes multimorbidades, somente a história clínica pode trazer elementos que são exclusivamente daquele paciente e que jamais estariam incluídos nas médias, medianas, desvios padrões, intervalos de confiança e outros parâmetros estatísticos.

Como os médicos devem pensar... Mesmo contrariando laudos de ressonância magnética!

Olho clínico é a capacidade do médico de tirar as melhores conclusões quando todos os dados – clínicos e complementares – são considerados, tanto com relação à doença como ao que se refere ao doente. Nesta capacitação está incluída a perspicácia para interpretar os resultados de exames complementares sem perder de vista as informações fornecidas pelo paciente, algumas aparentemente desprovidas de importância.

O médico experiente sabe que uma decisão diagnóstica não é o resultado de um ou de alguns exames complementares, por mais sofisticados que sejam, tampouco é a somatória dos gráficos ou valores de substâncias dosadas no laboratório. É um processo muito mais complexo. Utiliza todos esses elementos, mas não se resume a eles. É um processo cognitivo que integra múltiplos dados, relacionando-os dentro do contexto da pessoa que o médico tem diante de si.

Dito de outra maneira: um bom médico tem capacidade de reconhecer neste cipoal de informações os elementos essenciais que tornam possível identificar a "lesão" ou a "disfunção" e como elas se manifestam nos exames complementares, naquele paciente específico.

Sem dúvida, a capacidade de fazer diagnóstico depende de treinamento, mas seu componente principal é inato. Há os que a desenvolvem prontamente e os que nunca adquirem esta capacidade. Uma maneira de diferenciar uns dos outros é observar como um médico interpreta resultados de exames complementares. Se ele se restringe a transformar os laudos em decisão diagnóstica este médico não tem "olho clínico", ou seja, seu raciocínio diagnóstico é fraco.

Para demonstrar este ponto de vista, vou utilizar o relato de Groopman, professor de medicina de Harvard, em seu livro *Como os Médicos Pensam*,[1] no qual conta sua experiência com quatro cirurgiões, procurados por ele em virtude de uma afecção em sua mão direita, que estava pondo em risco sua profissão e suas atividades como escritor. Por incrível que pareça, conseguiu reconhecer em apenas um deles a existência de "olho clínico".

Groopman contou que em um determinado dia, ao tentar abrir a tampa de um suco de fruta, sentiu uma dor intensa no punho direito, e, logo em seguida, a mão ficou quente, vermelha, inchada e não mais conseguiu movimentá-la. Como todo médico costuma fazer, "automedicou-se" com gelo e anti-inflamatório. Após alguns dias, o edema cedeu. Mas sempre que tentava escrever algumas linhas sentia uma dor aguda no punho, abaixo do polegar. No próprio hospital em que trabalhava fez algumas radiografias que revelaram cistos cheios de líquido no escafoide e no semilunar. Ele próprio confessa que, somente por ter ficado impossibilitado de trabalhar, decidiu fazer uma consulta. Diga-se de passagem, isso é a regra em pacientes do sexo masculino. A principal motivação para procurar um médico é não poder trabalhar! Com as mulheres não é bem assim... Não sei por quê!

O primeiro cirurgião, após um exame clínico sumário, solicitou novas radiografias que revelaram as mesmas lesões. Sugeriu que ficasse

---

[1]Groopman, J. *Como os Médicos Pensam*. Editora Agir, 2008.

1 mês imobilizado e explicou que muitas pessoas têm cistos nos ossos e não apresentam sintomas; outras têm cistos com sintomas. Achou a explicação vazia, mas a aceitou... Após 1 mês, ao retirar as talas imobilizadoras voltou a ter dores no punho! Retornou ao mesmo cirurgião que "em uma consulta de poucos minutos" disse para ele ficar sem imobilização para ver o que ia acontecer! Até que, certo dia, quando estava escrevendo algumas linhas voltou a sentir uma dor aguda e a mão ficou, novamente, quente, vermelha e inchada. Retornou ao consultório do mesmo cirurgião, que resolveu pedir uma ressonância magnética, a qual revelou os cistos ósseos e um grande edema. Ao responder às suas indagações, o cirurgião "inventou" outra explicação: "Acho que você desenvolveu membrana sinovial hiper-reativa", e sugeriu uma cirurgia para eliminá-la inteiramente. Groopman interpretou assim: *O cirurgião tinha chegado ao fim de seu raciocínio, mas, em vez de confessar que não sabia, inventou algo para reagir às incômodas perguntas e sugeriu uma operação que poderia ser até prejudicial.* Arrematou: *Era hora de procurar outra opinião.* Foi o que fez.

O segundo cirurgião o "examinou cuidadosamente" e concordou que "membrana sinovial hiper-reativa" não era uma entidade clínica real! Estudou detalhadamente as formas e as sombras da ressonância magnética e descobriu um pequeno cisto em outro osso, do lado do dedo mínimo. Aventou a possibilidade de haver uma minúscula fratura no osso escafoide. Sentenciou: "Você vai precisar de três cirurgias!". Groopman assustou-se mais ainda, quando o cirurgião completou: "A primeira para eliminar a fratura, a segunda para drenar os cistos e a terceira para reposicionar um tendão deslocado".

Não aceitou a proposta terapêutica porque ela lhe parecia muito invasiva. Quando a comentou com um radiologista, seu amigo, ele disse: "Esse é o problema da ressonância magnética, o deus da tecnologia médica atual. Ela pode nos mostrar demais. Relacionar o que vemos em uma ressonância com o que o paciente sente, ou seja, com o verdadeiro problema dele, não é tão fácil como pode parecer", completou.

Perturbado com a indicação de três cirurgias que lhe deixariam inativo 12 a 24 meses, resolveu procurar um dos mais renomados cirurgiões de mão dos EUA, um daqueles médicos sempre citados entre "os melhores" nas enquetes publicadas, anualmente, em revistas e jornais. A sala de espera dele estava coberta de diplomas e certificados... Após uma espera de quase 2 horas foi introduzido em um corredor onde havia um conjunto de salas e em uma delas estava um residente, muito bem vestido e com um sorriso pueril, a quem relatou sua história clínica. Isso já o desapontou! Na sua maneira de exercer a medicina uma anamnese feita pelo próprio médico era o único exame insubstituível. Após alguns minutos, o "famoso cirurgião" entrou na sala, postou-se de pé à sua frente, tomou sua mão, direita enquanto o residente relatava a história "resumidamente". Demonstrando impaciência, logo o interrompeu: "Onde estão as radiografias e a ressonância magnética?". O residente entregou os exames a ele. Sem uma palavra o cirurgião deixou a sala, solenemente. Retornou 5 minutos depois e foi logo dizendo: "Precisamos fazer uma artroscopia. Vou mandar o residente marcar". O cirurgião se virou para sair. Groopman não se conteve e disse: "Vejo que está com pressa...". Ele devolveu a observação com sarcasmo: "Pressa? Por que acha que estou com pressa?". E aí disse: "Bem, gostaria de saber o que espera encontrar com a artroscopia?". O cirurgião completou com ar de superioridade: "Vou descobrir quando estiver olhando dentro de sua mão!". Groopman ainda tentou salvar sua relação com aquele médico, mas, cada vez, distanciavam-se mais e mais um do outro. Até que perdeu a confiança, e o melhor a fazer quando isso acontece é admitir sua decepção e procurar outro caminho. Abrindo um parêntese: a confiança de um paciente em um médico é o resultado de muitos fatores, alguns imponderáveis. Uma palavra ou um gesto podem ser decisivos. Seja como for, é algo embutido nos meandros da relação médico-paciente.

Quase 1 ano se passou. Praticamente não usava a mão direita, com receio de despertar a "lesão". Até que chegou ao seu hospital um jovem cirurgião, que passou a ser elogiado por seus colegas pela maneira como exercia a medicina. Alguns até ironizavam porque ele fazia um detalhado exame clínico. Foi então procurá-lo. A primeira diferença em comparação aos outros é que ele se interessou por detalhes de sua história clínica, incluindo os antecedentes de pequenos traumatismos. Ficou então surpreendido quando ele examinou ambas as mãos! Começou pela esquerda, que fora totalmente ignorada pelos seus colegas ortopedistas. Além disso, queria ver uma radiografia das duas mãos, não apenas na posição clássica, mas também flexionadas, como se agarrando alguma coisa firmemente, tal como aconteceu no primeiro episódio doloroso! Comentou: "Vamos tentar reproduzir o momento inicial de seu problema". Ao analisar as radiografias concluiu: "Acho que o ligamento entre o escafoide e o semilunar está parcialmente rompido". Então foi minha vez de contra-atacar: "A ressonância magnética não mostrou problemas com o ligamento". Sua resposta demonstrou o que é olho clínico: "Os médicos confiam demais nesses exames sofisticados, mas é preciso ignorar alguns dados fornecidos por eles quando não se ajustam ao quadro clínico". Mostrou-se independente em seu raciocínio, sem se curvar à tecnologia que não estava de acordo com a história do paciente. Em suma, ele foi capaz de relacionar corretamente o laudo dos exames com a história do paciente.

Ao comentar com outro colega o comportamento deste cirurgião, ouviu dele um comentário que muito o impressionou: "O detestável da ressonância, que é, sem dúvida, uma tecnologia maravilhosa, é que ela encontra anormalidades em todas as pessoas! O grande segredo é descobrir se a anormalidade revelada pela ressonância é responsável pela dor do paciente". Faltou apenas dizer: "O médico que não tiver *olho clínico* vai enveredar por caminhos errados".

Desta vez, estabeleceu-se uma perfeita sintonia entre o médico e o paciente. Groopman confessa que passou a confiar inteiramente naquele jovem cirurgião. A cirurgia foi realizada para refazer o ligamento rompido, permitindo-lhe usar de novo a sua mão direita, inclusive para escrever sua história como paciente.

Ao definir *olho clínico*, dissemos que é a capacidade de encontrar as relações entre os dados clínicos e os laudos dos exames complementares do paciente que temos diante de nós. É um processo responsável pelo nascimento de outro, que se liga a um terceiro, não como uma simples cadeia de elos, mas como um quebra-cabeça multidimensional. Portanto, *olho clínico* não é adivinhação, mas creio que tem um componente ainda pouco conhecido que é a intuição! Será?

Parte 6

Tratamento

40 O que é uma proposta terapêutica?, 148
41 Aliança terapêutica, decisão compartilhada e parceria na cura, 151
42 O princípio da autonomia e a adesão ao tratamento, 154
43 A comunicação como fator de adesão ao tratamento, 157
44 Como motivar um paciente: a história de Manoel Preto, 160
45 "Remédio só é bom 'prá gente' quando a gente pode comprar ele!", 167
46 Efeito placebo e efeito nocebo: o que é isso na prática médica?, 170
47 O médico, o paciente e o *marketing* da indústria farmacêutica, 174

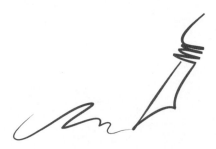

O que é uma proposta terapêutica?

A expressão "proposta terapêutica", cada vez mais frequente na linguagem médica justifica-se pelo fato de que é "dever" do médico, após identificar a doença, propor ao paciente o tratamento que ele (médico) considera mais adequado naquele momento e naquelas circunstâncias, levando em conta aspectos clínicos, cujo foco costuma ser a lesão ou a disfunção, ao lado de outros aspectos, que não podem ser esquecidos – que estão sempre presentes –, como operacionais, éticos, legais, socioculturais, financeiros e econômicos.

O paciente, por sua vez, tem o "direito" de aceitar ou não a proposta. Esta é a lógica do princípio da autonomia. Nas emergências, este princípio, embora nunca inteiramente revogado, passa para segundo plano, substituído pelo princípio da beneficência.

A proposta terapêutica tanto pode ser uma intervenção instrumental ou cirúrgica ou a prescrição de medicamentos, como pode ser também modificações da alimentação, prática de exercícios físicos ou qualquer outro recurso com capacidade de aliviar sintomas, controlar ou curar uma doença.

Medicamentos costumam ser parte importante do tratamento. É deles que falaremos nesta carta.

Cartas aos Estudantes de Medicina

A antiga "arte de formular", que era a capacidade do médico escolher as substâncias, com as respectivas doses, a serem manipuladas pelo farmacêutico, na forma de cápsulas ou poções, foi substituída pela "arte de prescrever", que é a capacidade de escolher o(s) medicamento(s) que se considera indicado(s) para aquele paciente.

A proposta terapêutica é o momento culminante do ato médico. O sucesso ou o fracasso depende da capacidade do médico de "personalizar" ou não um tratamento, tendo em conta não apenas a "lesão" ou a "disfunção", mas também todas as peculiaridades daquela pessoa, incluindo idade, sexo, etnia, comorbidades, condições socioeconômicas e culturais. Mais do que nunca, não se pode esquecer de que os *doentes nunca são exatamente iguais*, mesmo quando a doença é exatamente a mesma.

O "ato de prescrever", aparentemente tão simples, precisa ser praticado com alto nível de competência e responsabilidade. Ao receitar um medicamento, damos início a uma sequência de fatos e acontecimentos que incluem não apenas a pretendida ação farmacológica de uma substância química, mas também efeitos colaterais, gasto de dinheiro, interferência na vida do paciente e até de outras pessoas. É bom lembrar que os familiares podem ser profundamente atingidos quando o médico decide por um ou outro tipo de tratamento.

Por tudo isso, sempre é mais correto falar em "proposta terapêutica". A expressão "proposta" significa que, para ter sucesso, o planejamento de um tratamento tem de ser feito de comum acordo com o paciente e seus familiares. Assim procedendo, o melhor que pode acontecer é aumentar a adesão, condição fundamental para o sucesso do tratamento. É verdade que não se pode prever tudo que poderá acontecer com o paciente. A resposta a qualquer medicamento depende não só do que se aprendeu sobre ele em ensaios clínicos, mas também da maneira como "aquele" paciente vai reagir à introdução daquela substância em seu organismo. Mas não é só isso. Sempre dei muita importância a questões econômicas ao prescrever um medicamento. O médico tem obrigação de abordar este lado ao fazer a proposta. Em outra carta relato o confronto que tive com um residente de Cardiologia, sob minha supervisão, que fez uma prescrição cientificamente correta, mas sem valor prático para o paciente, simplesmente porque ele não tinha recursos financeiros para comprar os medicamentos ("remédio só é bom 'prá gente' quando a gente pode comprar ele!").

Quanto mais clara a proposta mais compreensível ela se tornará. Compreendendo-a perfeitamente, o paciente pode analisá-la sob todos os ângulos que lhe interessam. Não despreze nenhum deles. Por exemplo, um medicamento que costuma causar sonolência pode ser inconveniente para um paciente e muito interessante para outro. Questões simples como esta é que estão embutidas na afirmativa de que todo planejamento terapêutico precisa ser "personalizado".

Toda vez que se pensar em prescrever um medicamento, "olhe" para o paciente que tem diante de você e veja não apenas a "lesão" ou a "disfunção" sobre a qual quer interferir, mas estenda seu olhar ao contexto no qual o paciente está inserido. Se ele tiver hipertensão arterial, por exemplo, lembre que ele não é apenas um sistema circulatório com níveis pressóricos elevados; é uma pessoa que tem família, trabalho, expectativas, obrigações.

Sei que você está se perguntando: não vou ter tempo para pensar em tudo isso! Eu respondo: sim, precisa arranjar este tempo se deseja exercer uma medicina de excelência.

Aliança terapêutica, decisão compartilhada e parceria na cura

Decisão compartilhada, aliança terapêutica e parceria na cura são expressões que surgiram na literatura médica para expressar uma maneira diferente de exercer a medicina e de cuidar de pacientes. Elas fazem contraposição ao tradicional autoritarismo do médico como herdeiro do modelo hipocrático.

Muitos médicos sentem-se revestidos de tal autoridade, que acham que podem obrigar os pacientes a fazer o que acham ser o certo, restando a eles apenas obedecer. Se não o fizerem, problema deles, dizem. Não é bem assim!

Como o índice de abandono das prescrições médicas é muito elevado, alguma coisa está errada. Tentativas têm sido feitas para compreender e reduzir tão elevados índices de não adesão, rotuladas como "causas de abandono do tratamento", que é a maneira de transferir para o paciente a responsabilidade pelo fracasso de um tratamento.

Em posição defensiva, os médicos costumam dizer: "Fiz o melhor que pude!". O melhor que "pude", quase sempre resume-se em prescrever o tratamento que ele viu em alguma diretriz ou consenso e acrescentar algumas, quase sempre rápidas, informações. Mal sabem que inúmeros fatores, tanto de adesão, como de abandono, não são contemplados nestes documentos. Exemplos: *como tomar uma decisão terapêutica em conformidade com os recursos financeiros de que o paciente dispõe? Que significa para o paciente alterar seu padrão alimentar ou quanto vai gastar para adquirir os medicamentos? Como conciliar a proposta terapêutica com as características culturais do paciente? Que influência terá sua escolaridade ou a casa onde reside nas recomendações sobre repouso? Como aproveitar os remédios que o paciente já tem em casa?*

À medida que eu ia aprendendo a ver o lado humano da medicina, ia modificando a maneira de me relacionar com eles. Por exemplo, passei a solicitar que trouxessem todos os medicamentos que tinham em casa, tanto os receitados por médicos como os comprados por conta própria. Verifiquei que era um modo de ajudá-los. Deixou de ser surpresa para mim encontrar os mesmos medicamentos que eu pretendia prescrever – anti-hipertensivos, diuréticos, anti-inflamatórios, entre outros – na sacola de "remédios" que o paciente despejava em minha escrivaninha. Muitos tinham dificuldade de entender e demonstravam espanto, perguntando: "Por que o senhor quer ver os remédios?".

Aliança terapêutica, decisão compartilhada e parceria na cura, seja qual for o nome que se dê, incluem coisas aparentemente muito simples, mas que podem ser decisivas para a adesão ao tratamento. Eu ia direto ao ponto quando dizia ao paciente: "O(a) senhor(a) está jogando dinheiro fora!". Agia assim porque estava convencido de que uma das mais fortes motivações na vida moderna é a financeira. Isso vale para todas as pessoas. Os pacientes não são exceção. A partir daquele momento ficavam mais atentos, faziam perguntas, enfim, tornavam-se parceiros na cura.

Com relação a modificações de hábitos alimentares o essencial é saber do próprio paciente o que ele costuma comer, quais alimentos ele pode adquirir com os recursos de que dispõe e no local onde reside. Certa ocasião uma paciente hipertensa, diabética e dislipidêmica mostrou-me uma tabela de alimentos, *cientificamente perfeita*, é verdade, mas totalmente impossível de ser seguida por ela. Aliás, eu também não compreendi muito bem a tabela, tal sua complexidade! Para dizer a verdade, alguns alimentos que dela constavam eu nem conhecia!

O esquema terapêutico que terá mais adesão pode não ser aquele que o médico considera o melhor para o paciente. "Melhor" poderia ser em relação a diretrizes e consensos. Contudo, "melhor" para o paciente é o que teria maior probabilidade de ser seguido.

Um aspecto precisa ficar claro: uma "parceria para a cura" não se estabelece em 10 ou 15 min. O primeiro encontro clínico, mesmo de curta duração, é apenas o início de uma parceria, mas pode ser suficiente. Já nos pacientes com doenças crônicas, outros encontros, por certo, serão necessários. À medida que vão acontecendo, e se o médico souber ver o paciente como pessoa, a confiança cresce e se fortalece, laços vão se formando, e, ao final de certo tempo, será estabelecida uma aliança terapêutica. A competência científica do médico não é uma garantia; é apenas um componente.

Parece fácil e óbvio, mas não é. A primeira barreira a vencer é o apego do médico ao autoritarismo, herança da medicina hipocrática que eliminou os demônios e a magia, mas reforçou o princípio da autoridade sobre o paciente. Transformá-la em atitudes de compartilhar exige humildade se quisermos abandonar princípios tão profundamente arraigados. Aqueles que já começaram a trilhar estes caminhos não têm dúvida de que vale a pena, pois eles levam a uma "nova medicina", que é, aliás, título de um livro muito interessante, publicado em 1996, por James Gordon, *Manifesto for a New Medicine*.[1] Afinal, a "nova medicina" nada mais é do que a medicina humanizada; a medicina que todos desejamos praticar e receber.

---

[1]Gordon, J. *Manifesto for a New Medicine*. Addison-Wesley Publishing Co, 1996.

O princípio da autonomia e a adesão ao tratamento

Em carta anterior, abordei os temas *aliança terapêutica* e *adesão ao tratamento*, na verdade, duas facetas da mesma questão.

Não há um modelo pronto para se fazer uma aliança com o paciente ou para garantir sua adesão. Melhor dizendo, há muitas maneiras de se fazer essa aliança; em todas elas, o essencial é a capacidade de motivação. A dificuldade é, justamente, mobilizar um paciente – e sua família –, com o objetivo de se obter a adesão ao tratamento, seja ele qual for.

Uma das maneiras, talvez própria de pessoas altamente racionais, pode ser exemplificada pela história de seu Israel, relatada por Drauzio Varella, em seu livro *Por um Fio*:[1]

> "Quando seu Israel me procurou no consultório, tinha mais de *setenta* anos, o olhar cheio de vida... E um sotaque judaico ainda forte para quem morava no Brasil fazia mais de quarenta anos, período em que se casou, teve três filhos, quatro netos, fez fortuna sólida e ficou viúvo. Havia sido operado de um tumor na perna, o qual, três anos mais tarde, se manifestava sob a forma de pequenos nódulos em ambos os pulmões.

---
[1]Varella, D. *Por um Fio*. Cia. das Letras, 2004.

.Habituado a decidir seu destino – e muitas vezes o dos outros também –, fazia questão absoluta de estar ciente das opções de tratamento antes de se decidir por uma delas. Sentava com Fernando, Narciso (meus colegas de clínica) e comigo para discutir o planejamento, até chegarmos à solução que mais lhe agradasse. Tudo acertado, o esquema seria seguido com disciplina e otimismo."

Continua Varella seu relato, agora fazendo comentários pertinentes e muito proveitosos para quem está no caminho de tornar-se médico:

"Nessas discussões a quatro, aprendemos muito sobre a função do médico moderno, a quem, ao contrário do que ocorria com os antigos, cabe não o papel de dar ordens ou impor condutas prescritas em letra ilegível, mas apresentar à pessoa doente as alternativas possíveis e as prováveis consequências de cada escolha, para ajudá-la a selecionar a que melhor atenda a seus interesses."

A meu ver, vale a pena acrescentar alguns comentários ao relato de Drauzio Varella. O primeiro é que o médico nunca deve transferir para o paciente a decisão terapêutica; que ele analise com o paciente (e familiares, se for o caso) as alternativas possíveis é correto, mas o médico tem obrigação de expor ao paciente a alternativa que acha mais adequada. Faço este comentário porque já ouvi alguns médicos dizerem que perguntam ao paciente que tratamento prefere quando há mais de uma alternativa, sem nunca revelar a sua opinião! A imposição é fruto do superado estilo autoritário. A omissão é fruto da insegurança e do medo de tomar decisão. O paciente tem direito de aceitar ou rejeitar a alternativa que o médico considera mais conveniente. A decisão final, contudo, deve resultar de análise conjunta, como faziam Drauzio Varella e seus colegas. Isso é o que pode ser chamado de "decisão compartilhada".

Somente um diálogo franco, pesando-se todos os elementos presentes em um determinado contexto, irá possibilitar ao médico fazer a proposta terapêutica que esteja mais de acordo com os interesses do paciente.

Não se deve esquecer de que esquemas terapêuticos não pertencem ao mundo das ciências exatas. Trabalhamos sempre com probabilidade, e não com certezas! Por mais dados estatísticos de que se disponha não raciocinamos com o 100%. Inúmeros fatores são imponderáveis. Quando se escrevem diretrizes ou consensos, muitos desses fatores não são considerados. Simplesmente porque é impossível prever o leque de características próprias de cada paciente que um dia fará uso daquele medicamento. Pode ser que, exatamente naquele doente que temos à nossa frente, um fator não considerado nas diretrizes seja o mais importante a ser considerado. Contudo, não se deve menosprezar o esforço de se construírem diretrizes, consensos, *guidelines*, fluxogramas, ou coisas parecidas, que buscam sistematizar a melhor maneira de se tratar os pacientes. O que eu sempre fiz – e não tenho receio de proclamar – é dar a estes documentos um valor relativo, baseado no que está em um dos princípios que norteiam minha prática médica, qual seja: *as doenças podem ser semelhantes, mas os doentes nunca são exatamente iguais.* Em outras palavras: medicina de excelência é baseada não apenas em evidências, mas também em vivências! Aliás, mais em vivências do que em evidências, tal como procurei mostrar na Parte 5, *Arte Clínica*.

A comunicação como fator de adesão ao tratamento

Um dos aspectos da prática médica mais relacionado com a comunicação entre o médico e o paciente é a adesão ao tratamento. Isso é facilmente observado no tratamento das doenças que exigem mudanças de hábitos (restrições alimentares, abandono de tabagismo e de bebidas alcoólicas, prática de exercícios físicos) e uso prolongado ou contínuo de medicamentos. Motivar um paciente a usar dois, três, quatro ou mais medicamentos a vida toda é uma prova de fogo para qualquer médico! Os estudos de adesão ao tratamento da hipertensão arterial, diabetes, obesidade e outras enfermidades mostram isso com números irrefutáveis. Talvez as informações do paciente sobre seus hábitos, expectativas, tipo de trabalho, maneira de se alimentar, condições financeiras, sejam mais importantes do que os conhecimentos farmacológicos do médico sobre os medicamentos que ele pretende prescrever.

Toda comunicação é um processo de mão dupla. O médico que só fala e não ouve, está fadado a não ser ouvido! Quando se diz que a comunicação é um processo interpessoal subentende-se que os papéis de emissor e receptor de uma mensagem são exercidos de maneira recíproca. Para conseguir comunicar-se com o paciente – e com a família dele, nunca se esquecendo do papel dos familiares na "parceria para a cura" – deve-se levar em conta que ambos, médico e paciente, têm peculiaridades individuais resultantes de suas maneiras de viver e dos diferentes contextos em que vivem. Esses fatores podem atuar tanto facilitando, como dificultando. Alguns exemplos simples são: uma moça pode se sentir mais à vontade em sua primeira consulta ginecológica quando atendida por uma médica, enquanto um rapaz pode ter mais liberdade para falar de doenças sexualmente transmissíveis com um médico.

Não se pode esquecer de que a relação entre o médico e o paciente se constrói, em parte, em função das necessidades e expectativas de cada um. São fenômenos psicodinâmicos complexos e altamente instáveis. Uma palavra ou até um simples gesto pode deflagrar mudanças irreversíveis no processo de comunicação. Sabendo-se que desse modo, é ilusório querer ter uma comunicação plena com todos.

Até certo ponto, é impossível prever como será a relação entre o médico e o paciente. Uma coisa é certa: a primeira consulta e os primeiros momentos do encontro clínico são cruciais para o sucesso ou o fracasso do processo de comunicação. Pode-se comparar, de maneira grosseira, ao início de funcionamento de uma complexa engrenagem. Se os primeiros dentes desta engrenagem não se encaixarem corretamente uns nos outros, o mecanismo jamais funcionará; irá emperrar e ficar bloqueado; ou, ainda, vai rodar com dificuldade. O resultado final costuma ser a não adesão ao tratamento e a troca de médico. Esses fenômenos psicodinâmicos aparecem sob os mais diversos nomes: confiança, empatia, interação positiva, compreensão.

Do ponto de vista prático, duas condições que sempre interferem na comunicação são: (1) incompreensão por parte do médico das palavras usadas pelo paciente para expressar seus padecimentos; (2) dificuldade do médico para transmitir ao paciente a compreensão que teve dos problemas que mais o afligem.

Em um estudo realizado nos EUA há alguns anos, 50% dos pacientes que consultaram um clínico geral fizeram queixas que não foram levadas em conta pelo médico em seu raciocínio clínico. Esta "exclusão", proposital ou não, das queixas do paciente tem várias causas: comodismo, pressa, despreparo, mas pode ocorrer em nível inconsciente. Seja qual for a causa, vai pesar negativamente na comunicação. Se o médico desconsidera ou não compreende a queixa do paciente, única razão de sua ida àquele encontro, o elo principal entre eles desaparece logo de início. Refazê-lo não é uma tarefa fácil. Aliás, pode ser impossível.

Há uma crença de que os dados laboratoriais ou as "imagens das lesões" ou das "disfunções" substituem tudo o que o médico poderia utilizar para identificar a doença e conhecer o paciente. A perda da capacidade de comunicar-se com o doente é uma das piores consequências desta crença. A justificativa é sempre a mesma: os "números" e as "imagens", expressões usadas aqui para incluir todos os exames complementares, são objetivas, o resto é subjetivo, portanto, sem importância na medicina moderna! O contrário é o correto. O aparato técnico é indispensável para comprovação diagnóstica, e, quando o médico o utiliza, consciente de suas possibilidades e limitações, ele constitui excelentes elementos para melhorar sua capacidade de comunicação com o paciente. Uma avaliação objetiva é altamente desejável, melhor dizendo, é absolutamente necessária para cuidar de pessoas doentes. Uma avaliação clínica de má qualidade é o principal fator de abandono do tratamento. Se o paciente não adere ao tratamento tudo que se pode constatar com sofisticados aparelhos ou refinadas análises laboratoriais vai para a lata de lixo. Se o médico não consegue uma boa comunicação, o paciente não vai ter motivação para gastar dinheiro, fazer restrições alimentares, tolerar efeitos colaterais, mudar hábitos.

A conclusão é óbvia: se não houver uma boa comunicação, pouco ou nada se aproveitará de um encontro clínico. Em outras palavras, o encontro clínico terá sido um fracasso!

Como motivar um paciente: a história de Manoel Preto

A não adesão ou abandono do tratamento é uma questão de grande importância prática, sendo, contudo, um tema pouco estudado. São múltiplas as causas de abandono e poucos os fatores de adesão. Quando o médico consegue estabelecer uma "aliança terapêutica" com o paciente, aumenta muito a possibilidade dele aderir ao tratamento. Mas, como fazer uma aliança terapêutica? Como motivar o paciente?

Uma decisão diagnóstica segura é o primeiro passo. Aliás, é necessário deixar bem claro que uma prescrição ou qualquer outro tipo de tratamento deve ser considerado apenas como uma proposta! O paciente aceita se quiser. Esta afirmativa é baseada no princípio da autonomia, núcleo central do Código de Ética Médica. Vale dizer que um paciente em pleno uso de suas faculdades mentais tem o direito de aceitar ou não a proposta terapêutica que o médico lhe faz. É lógico que devemos nos esforçar para levar o paciente a aceitá-la e aderir a ela. É altamente frustrante para o médico a rejeição de uma proposta de tratamento. Na verdade, as coisas não são tão simples assim: o médico propõe, o paciente aceita! O primeiro passo, sem dúvida, é uma segura decisão diagnóstica, devidamente comprovada com o exame que for mais adequado para isso. Indecisão, insegurança, meias palavras são péssimos ingredientes de uma proposta terapêutica.

O segundo passo é o fornecimento de informações no nível de compreensão do paciente e dos familiares, quase sempre participantes do encontro clínico.

O terceiro passo, o mais difícil – talvez o mais importante –, é a motivação do paciente. É bom lembrar que informação não é a mesma coisa que motivação. Informar é uma tarefa relativamente fácil. O contrário de motivar é que pode ser uma tarefa bastante difícil. Para informar podemos estabelecer normas e estratégias aplicáveis a todos os pacientes – usar palavras simples, sem termos científicos, falar com clareza, escolher o essencial a ser dito – e nada de explicações minuciosas (histopatológicas, fisiológicas, farmacológicas ou de outra natureza). Seguindo essas normas é possível fornecer ao paciente as informações necessárias para ele compreender o diagnóstico e o tratamento proposto. Mas, para se conseguir motivar o paciente, não há um roteiro preestabelecido. É necessário descobrir em cada paciente o que o motivaria a aderir e não a abandonar o tratamento. É sabido que uma parte dos doentes nem chega a adquirir os medicamentos prescritos. Outros, por motivos quase sempre financeiros, adquirem apenas uma parte dos medicamentos. Sabendo disso, precisamos encontrar maneiras de motivá-los a obter e usar os medicamentos que consideramos necessários para curar uma doença ou controlá-la da melhor maneira possível.

A história de um paciente meu, o Manoel Preto, que fez parte de minha clientela no Posto Médico dos Ferroviários, em Goiânia, é bastante ilustrativa de como motivar um paciente. Vale a pena relatá-la.

Uma das minhas tarefas como médico do trabalho era inspecionar, mensalmente, os alojamentos das "turmas" que faziam a manutenção do leito da ferrovia, trocando dormentes e trilhos danificados. Embora o objetivo principal fosse inspecionar a dispensa, o dormitório e os equipamentos de proteção individual, era impossível não fazer algumas consultas. Em outras palavras, eu tinha de associar a medicina preventiva à medicina curativa. A meu ver, esta pode ser uma das características de uma medicina de excelência.

O chefe daquela turma era o Manoel Preto, um homenzarrão de quase dois metros de altura e com mais de 100 quilos de peso. Embora fosse muito musculoso – famoso pela sua força, evidente ao carregar, sozinho, pesados dormentes – já apresentava sinais de obesidade. Sua mulher, uma morena alta, com algum excesso de gordura, é verdade, mas bem distribuída pelo corpo, ainda permanecia com aspecto jovem aos 50 anos de idade.

Daquela vez o Manoel Preto, como bom capataz, esperou que eu atendesse todos os seus comandados, para se aproximar muito cerimonioso, como era seu estilo ao se relacionar com todo mundo. Desta vez, foi direto ao ponto:

– Doutor, eu quero medir a pressão.

– Pois não, Manoel, você está sentindo alguma coisa?

– Não, doutor, é minha mulher que vive falando pra eu procurar o senhor lá no posto de saúde. Ela deve estar desconfiada de alguma coisa! Mas, eu não tenho tempo!

Pedi a ele para sentar-se ao lado da mesinha improvisada na área de descanso – um espaço entre o dormitório e a cozinha onde os ferroviários tomavam as refeições, jogavam baralho, batiam papo –, lá colocada para eu fazer minhas anotações.

Sem declarar os valores (que eram 180/110 mm de mercúrio), disse a ele:

– Manoel, sua pressão está um pouco alta. Você precisa ir ao posto de saúde para eu te examinar direito. Não pode continuar assim. Pode ter consequências desagradáveis.

– Tá certo, doutor.

De fato, na semana seguinte o Manoel me procurou no posto de saúde. Aí, então, pude comprovar o que já esperava: comia exageradamente e bebia quase diariamente muitos goles de pinga. Estava pesando 105 quilos, a pressão arterial naquele dia estava mais elevada ainda, 200/120. Mas Manoel continuava afirmando que não sentia nada e tirava a seguinte conclusão:

– Pressão alta é de família, doutor! Não tem problema não!

Fiz o exame clínico completo como de costume e solicitei os exames que faziam parte da investigação preconizada, naquela época, de um paciente hipertenso: exame simples de urina, eletrocardiograma, radiografia simples de tórax, glicemia e perfil lipídico, além da dosagem da ureia e da creatinina.

Seus exames estavam normais, com exceção de um pequeno aumento do colesterol e dos triglicerídios.

Medi de novo sua pressão arterial e ela permanecia nos mesmos níveis: 200/120.

Falei, então:

– Manoel, sua pressão está 20 por 12 e isso é perigoso.

– Qual o perigo, doutor?

– O maior perigo é um derrame que poderá deixá-lo paralítico ou até de levar desta para outra...

– O que é isso, doutor? A coisa tá feia pro meu lado, hein?

– Mas tem solução. Vamos conversar: primeiro você vai ter que maneirar na bebida e na comida...

Ele me interrompeu, no seu modo direto de enfrentar problema, provavelmente insatisfeito com as restrições que ele antevia:

– Não tem um remédio para baixar logo a pressão?

Eu já havia anotado em sua ficha clínica o esquema terapêutico: além das notificações alimentares e restrição das bebidas alcoólicas, deveria usar um diurético associado a um betabloqueador, como se fazia naquela época, medicamentos que ele poderia adquirir a baixo custo na farmácia localizada no próprio posto de saúde.

Entreguei-lhe a receita, reforcei a recomendação sobre alimentação e bebidas alcoólicas e, como sempre fazia, marquei para ele retornar ao posto médico dez dias depois.

No dia marcado, lá estava ele, agora acompanhado de sua mulher. Cumprimentei os dois, convidei-os para se sentar e fiz a primeira pergunta, para iniciar o diálogo:

– E aí, Manoel, tomou os remédios?

Logo percebi que ele não estava agindo do modo como se relacionava comigo. Não estava sorridente, não respondeu minha pergunta, e desviou o olhar para sua mulher, que não titubeou, dizendo sem meias palavras:

– Doutor, o Manoel ficou brocha! [*Falou, olhando-me fixamente e com uma expressão inconfundível, que me fez entender de imediato: ficou brocha e o culpado eram os remédios que eu havia receitado! Era por ali que eu tinha de conduzir a anamnese*]

– O que foi que aconteceu, Manoel?

– Doutor, o senhor sabe [*Gaguejou, meio desconcertado*]... Três dias depois de começar os remédios que o senhor receitou [*fez questão de frisar*], o problema apareceu. Minha mulher ficou assustada e perguntou: "O que é isso, Manoel? O que está acontecendo? Você não tá me querendo? Será que isso é provocado pelos remédios do Doutor Celmo? Minha comadre me falou que aconteceu isso com o marido dela, quando usou estes remédios.

O Manoel praticamente reproduziu o tenso diálogo entre ele e sua mulher naquela noite em que pela primeira vez após mais de 30 anos de casados, os dois não tinham tido uma relação sexual com total satisfação para ambos, por culpa dos remédios, melhor dizendo, "por culpa dos remédios do Doutor Celmo!"; eles não tinham dúvida...

Fui claro e direto:

Cartas aos Estudantes de Medicina

– De fato, Manoel, estes medicamentos podem interferir na potência sexual...

– Se eu soubesse, doutor, eu não tinha nem aberto as caixas dos remédios. Doutor, as duas coisas que eu mais gosto é: uma comida bem temperada e minha mulher bem cheirosa! [*E calou, olhando-me com tom desafiador*]

Compreendi o caminho que deveria seguir. Nada de explicações farmacológicas. O caminho era outro:

– Você tem razão. Não vou mais receitar estes remédios para você, mas diga-me uma coisa: você diminuiu a bebida e a comida?

– Um pouco, doutor [*Respondeu sem muita ênfase*]

Levei o Manoel à balança e observei que ele havia perdido dois quilos e os níveis da pressão arterial estavam um pouco mais baixos, 170/100. Usaria este dado como motivação!

– Manoel, sua pressão abaixou um pouco [*Tentei justificar minha prescrição, mas ele não deu tempo, interrompendo-me de maneira brusca*]

– Doutor, se for pra ficar brocha prefiro ficar com pressão alta [*Disse com toda firmeza, e olhou não para mim, mas, para sua mulher, que esboçou um quase imperceptível sorriso*]

– Concordo com você de novo, Manoel. Vou propor o seguinte: não vou receitar nenhum destes remédios, mas você precisa diminuir mais ainda a comida e a bebida. Vou dar umas dicas...

Virei-me, então, para sua mulher e expliquei como reduzir o sal sem eliminá-lo completamente, acrescentando outros temperos... Recurso que se pode utilizar sempre que for necessário diminuir a quantidade de sal da alimentação, que era o principal objetivo naquele momento. Eu já tinha imprimido uma "receitinha" destes temperos.

Concluí da seguinte maneira:

– Manoel, se você diminuir um pouco mais a bebida e fizer estas modificações na alimentação, você poderá perder, sem passar fome, e até com certa facilidade, 5 quilos ou mais em 1 mês. Pela sua altura, seu peso deve ser no máximo 90 quilos. Quando você chegar a este peso ou perto dele [*neste momento "arrisquei" toda a minha ciência em troca da motivação do meu paciente*], você ficará mais jovem, a barriga vai diminuir e a potência sexual vai aumentar!

Manoel e sua mulher se entreolharam. Percebi que naquele momento, eu tinha conseguido fazer uma "aliança terapêutica", com total aprovação do paciente e de sua companheira. A motivação era o desempenho sexual deles! O resto era negociável! Remédios... bebidas... comidas...

Sua mulher encerrou nosso diálogo de maneira imprevisível, mas, compreensível:

– Doutor, pode deixar comigo. Eu sei cuidar de meus interesses! [*Eu não tive dúvidas de quais eram seus interesses*]

Escolhi este exemplo para o entendimento do que é uma "aliança terapêutica" que, neste caso, teve como motivação a disfunção erétil provocada por medicamentos e que foi reforçada pelo "interesse da atividade sexual" de sua companheira. Risco de AVC não foi suficiente para motivá-lo. Era uma informação cientificamente correta, mas não era motivadora para aquela pessoa ou para aquele casal.

Vinte dias depois, o Manoel e sua mulher voltaram ao consultório. Entraram exibindo na face um vasto sorriso. Estavam totalmente diferentes da consulta anterior:

– Então, Manoel, como está?

Sua mulher não deu tempo para ele responder e foi dizendo:

– Ele está ótimo, doutor!

Medi sua pressão, e ela estava 140/80. Seu peso baixara para 95 quilos.

Não é preciso dizer mais nada!

"Remédio só é bom 'prá gente' quando a gente pode comprar ele!"

Conhecer o paciente, e não apenas identificar a doença, é fundamental para exercer uma medicina de excelência, jamais esquecendo que *as doenças podem ser semelhantes, mas os pacientes nunca são exatamente iguais.*

Os componentes da identificação – nome, idade, sexo, cor, naturalidade, residência, tipo de trabalho – tornam possível traçar o perfil demográfico que deve ser completado pelos aspectos psicossociais, culturais e econômicos. É impossível fazer um bom planejamento terapêutico sem estes dados. Podemos tomar como exemplo os aspectos econômicos do paciente. Aliás, é bom que se saiba que o nível de adesão a um tratamento farmacológico está diretamente relacionado com a capacidade econômica do paciente. A seguir apresento um exemplo.

Certa ocasião, quando supervisionava os residentes de cardiologia do Hospital das Clínicas tive oportunidade de presenciar o seguinte fato: um residente, já em seu segundo ano de especialização, atendeu no consultório de cardiologia uma paciente com hipertensão arterial, obesidade, diabetes e manifestações clínicas relacionadas com a menopausa. Fez tudo com competência... Até certo ponto! Examinou detidamente a paciente, solicitou e interpretou corretamente os exames complementares.

Como parte do seu treinamento cabia-lhe fazer o planejamento terapêutico que seria submetido à minha apreciação. Ao ver sua prescrição, verifiquei que ela continha os medicamentos recomendados nas últimas "diretrizes" sobre hipertensão arterial e diabetes. Era cientificamente correta! Como sempre fiz em minha prática médica, calculei os custos daqueles medicamentos para 30 dias. Para isso tinha na gaveta da escrivaninha uma tabela de preços de medicamentos. Mostrei para o residente que o custo total alcançava o valor de um salário mínimo daquela época e que era este o rendimento mensal daquela paciente. Perguntei-lhe: "Você sabe quanto custarão os medicamentos que receitou?" Ele respondeu: "Não, não sei", e completou com certa arrogância: "Isso não é problema meu. Prescrevi de acordo com as diretrizes". Sua resposta demonstrava que ele dominava os conhecimentos científicos mais recentes, mas ele estava totalmente dissociado do mundo real daquela paciente. Ele identificou as doenças, mas se esqueceu do doente. Olhando-me com desconfiança, concluiu: "Não abro mão da minha ciência!". Fui tomado de uma inesperada irritação, o que, aliás, não é do meu feitio, e para deixar clara a mensagem que desejava dar a ele, sob seu olhar espantado, amassei vagarosamente em minha mão sua prescrição e a atirei na cesta de lixo, ao lado da escrivaninha, ao mesmo tempo que lhe dizia: "Para esta paciente, sua ciência não tem valor algum, simplesmente porque ela não tem condições financeiras para adquirir estes medicamentos!". Minha mensagem era bem direta: você identificou as "doenças", mas foi incapaz de conhecer a "doente". Aí, então, mostrei-lhe que poderia fazer um planejamento terapêutico, não tão moderno como ele desejava, mas que custaria cerca de 20% do rendimento mensal da paciente. A paciente fitou-me um pouco espantada e mostrou interesse em estabelecer comigo um diálogo sobre quanto ganhava por mês, ela e seu marido, ambos aposentados, comentando como estava difícil a aquisição de medicamentos. Chegamos a um entendimento de quanto poderia gastar mensalmente com remédios. O residente afastou-se um pouco – saiu de cena –, mas permaneceu ao alcance de meu olhar, o que o obrigava a participar daquele momento que, na sua opinião, "nada tinha a ver com a ciência médica". A certa altura, ao perceber que sua consulta chegara ao fim, a paciente ergueu a cabeça – até então permanecia cabisbaixa –, fixou os olhos no residente e deixou para ele, na sua maneira simples de falar, a principal lição de sua "especialização em cardiologia": "Doutor, remédio só é bom 'prá gente' quando a gente pode comprar ele!".

Em que fui diferente do residente? É provável que, se fossemos submetidos a uma prova de conhecimentos de cardiologia naquele dia, ele se saísse melhor do que eu. Por certo, seus conhecimentos eram excelentes e inquestionáveis. Simplesmente, a vida não tinha ainda lhe ensinado que o paciente não é apenas um caso de um ensaio clínico que forneceu dados estatísticos para a construção de uma diretriz. É uma pessoa com tudo que uma pessoa tem, inclusive dificuldades financeiras.

Desejo que hoje, passados já alguns anos, ele não tenha se esquecido de que: "remédio só é bom 'prá gente' quando a gente pode comprar ele".

46

Efeito placebo e efeito nocebo: o que é isso na prática médica?

Potencialmente, haverá efeito placebo toda vez que houver interação de um médico com o paciente (placebo vem do verbo *placeo*, que significa agradar). Este efeito está embutido em qualquer tipo de tratamento. Daí a necessidade de se reconhecer a existência do "efeito placebo" ou da "ação droga do médico", na expressão de Balint,[1] como componente de suas ações, não só para compreender o que está acontecendo com o paciente, como também para tirar dele o máximo proveito na prática cotidiana.

Não se trata aqui do efeito placebo analisado em pesquisas clínicas, em que há outras implicações, quando o que se deseja é diferenciar a ação farmacológica de um fármaco de seu efeito não farmacológico. Para isso, existem técnicas estatísticas, a mais rigorosa é o ensaio duplo-cego e randomizado. Mas, na prática médica não é possível separar o efeito placebo de qualquer tipo de tratamento, incluindo intervenções e cirurgias.

A presença e a intensidade do efeito placebo estão relacionadas com vários fatores, entre os quais um se destaca: a qualidade da relação médico-paciente que, por si só, tem ação terapêutica.

---

[1] Balint, M. *O Médico, seu Paciente e a Doença*. Ed. Atheneu, 2005.

Não se pode ignorar, contudo, que a ação do médico pode ter efeito contrário ao efeito placebo. É o que se chama efeito nocebo (do verbo *noceo*, que significa fazer mal, causar dano) ou efeito iatrogênico – que é quando se observa piora das condições do paciente, independentemente dos efeitos colaterais diretamente relacionados com a ação farmacológica do(s) medicamento(s). O efeito nocebo é mais provável de ocorrer quando o atendimento é de má qualidade, apressado e superficial, ou quando o médico profere palavras ou faz gestos que despertam dúvidas, medo ou angústia; ou seja, há estreita relação tanto entre o efeito placebo quanto com o efeito nocebo e a relação médico-paciente.

De maneira geral, o efeito placebo pode ser reconhecido nas seguintes situações: (1) quando ocorre apenas em função do encontro de um paciente com o médico; (2) quando surge conjuntamente com os efeitos específicos de uma intervenção terapêutica, sejam medicamentos, exercícios físicos, dieta, cirurgia ou qualquer tipo de intervenção; (3) quando se usa propositalmente alguma substância ou se pratica alguma intervenção sabidamente inócua ou sem ação específica com relação a qualquer aspecto da "lesão" ou da "disfunção", ou seja, na doença do paciente (esta última situação não é admitida na prática clínica, por ser antiética, ficando restrita a algumas pesquisas).

Em pesquisa, o efeito placebo é avaliado pelo uso de uma substância inócua por um grupo de pacientes, habitualmente denominado grupo placebo ou grupo controle, para fins de comparação com os pacientes que fazem uso da substância ativa. Aliás, cumpre ressaltar que pesquisas desenhadas com grupo placebo estão sofrendo restrições cada vez maiores. Isso porque, na maioria das vezes, tal recurso é injustificável do ponto de vista ético.

Sabe-se que o efeito placebo não se restringe à terapêutica com medicamentos. Exercícios, dietas e até intervenções cirúrgicas podem funcionar como placebo.

Há evidências de que há pessoas mais suscetíveis e outras mais resistentes ao efeito placebo. Há alguns estudos, inclusive, que procuram identificar o(s) tipo(s) de personalidade que corresponde(m) a uma ou a outra maneira de reagir. Todavia, nossos conhecimentos ainda são precários neste terreno. Uma coisa é certa: os efeitos placebo e nocebo estão relacionados com fenômenos psicodinâmicos, os quais, por sua vez, desencadeiam alterações neuro-humorais, que fazem parte de inúmeros outros mecanismos – psicoemocionais, bioquímicos, culturais – envolvidos no encontro clínico e na própria ação farmacológica dos medicamentos. Parece que os cientistas têm preconceito em relação a esses temas. As pesquisas são escassas e nem sempre realizadas com rigor científico.

Como se vê, o efeito dos medicamentos e de quaisquer intervenções, tem inúmeras faces, algumas totalmente ignoradas pelas escolas de medicina. Uma delas é o efeito placebo de todas as maneiras de tratamento.

É bem conhecido o fato de que muitos pacientes relatam que uma dor ou qualquer outro sintoma melhora ou desaparece pouco antes de ir ao médico ou logo após a consulta, antes mesmo de usar os medicamentos prescritos. Todo médico observa a "ação droga" ou "efeito placebo" do próprio médico. Aliás, o sintoma que melhor responde ao placebo é a ansiedade em suas múltiplas manifestações somáticas – precordialgia, insônia, náuseas, má digestão, dispneia suspirosa. Em função disso, muitas vezes os pacientes até deixam de adquirir os medicamentos ou os abandonam depois de usá-los durante poucos dias, pois o que esperavam deles já obtiveram ao se encontrar com o médico.

O efeito nocebo ou iatrogênico não pode ser negligenciado, havendo, inclusive, a proposta de se incluir na prática médica o que se chamou de "prevenção quaternária" para se reconhecer os mecanismos e as consequências do efeito maléfico de exames, medicamentos e intervenções.

Por este e outros motivos é bom que o médico não se esqueça de sua "ação droga", que pode ser benéfica ou maléfica! O efeito placebo é o lado bom da ação médica, pois ele nos ajuda a cuidar dos pacientes.

O médico, o paciente e o *marketing* da indústria farmacêutica

Por ingenuidade ou interesses escusos, os médicos e outros profissionais de saúde podem contaminar o encontro clínico com o "produto" do *marketing* da indústria de medicamentos, de equipamentos e aparelhos para diagnóstico ou tratamento.

Alguns laboratórios farmacêuticos chegaram a montar estratégias para mudar a maneira de pensar dos médicos (e da população, em geral).

Groopman dá como exemplo em seu livro *Como os Médicos Pensam* os fatos referentes ao *marketing* de medicamentos para tratamento da andropausa, codificada na sigla PADAM do inglês *partial androgen deficiency of aging male* (deficiência parcial de androgênio de homens envelhecendo), para alcançar objetivos comerciais.

A razão é simples: tradicionalmente, o mercado de testosterona era relativamente pequeno, pois estava restrito à reposição deste hormônio em pacientes com hipofunção hipofisária ou na síndrome de Klinefelter, caracterizada por testículos atrofiados que produzem hormônios em baixa quantidade. Utiliza-se a testosterona em injeções intramusculares ou sob a forma de comprimidos, ambas com pico rápido no sangue e queda igualmente rápida, não raramente

Cartas aos Estudantes de Medicina

acompanhadas de efeitos colaterais desagradáveis. Mas, como o número de pacientes com síndrome de Klinefelter é pequeno, a venda de testosterona era mínima... E os lucros, nenhum!

Até que, no final da década de 1980, foi desenvolvido um adesivo cutâneo com testosterona de uso fácil e efeito mais prolongado. Agora, bastava descobrir o mercado potencial, facilmente antevisto nos homens que estavam acima de 50 anos, nos quais, é obvio, o nível de testosterona é mais baixo do que nos homens de 20 anos. Não se pode esquecer da dificuldade para definir valores normais de um hormônio, cujos níveis sofrem intensas variações, até no correr de um mesmo dia. O primeiro passo seria estabelecer uma "faixa normal" com base em técnicas estatísticas e divulgar ao máximo estas informações para transformá-la em referências "objetivas" que "possibilitam comprovar" o diagnóstico da PADAM. Em seguida, cria-se um questionário com perguntas sobre "libido", "falta de energia", "sono após o jantar", "cansaço" e outros sintomas que poderiam ser consequência de diversas situações, psicológicas, emocionais, sociais, culturais, econômicas. Mas o objetivo é simplesmente levar os médicos a medir o nível de testosterona de um homem que passou dos 50 anos e, por algum motivo, sente-se envelhecendo, principalmente no que respeita à sua *performance* sexual. Outra estratégia é despertar o "interesse científico" dos médicos e a "curiosidade dos homens" com anúncios em publicações médicas e leigas, além, é claro, de reportagens na mídia eletrônica com o depoimento de alguns homens alardeando que aquele medicamento transformou sua vida! Um anúncio, publicado na revista *Time*, claro que como "matéria de divulgação científica", resumia-se à seguinte mensagem: "à medida que alguns homens envelhecem seus níveis de testosterona diminuem". Isso é óbvio. Por fim, o laboratório "encomenda" alguns ensaios clínicos a pesquisadores predispostos a provar os bons resultados do medicamento, que serão, por certo, publicados em respeitáveis periódicos, de preferência em língua inglesa. O esquema está, então, completo. O círculo está quase fechado. Faltam apenas algumas palestras e mesas-redondas em grandes congressos, a serem pagas a peso de ouro. Um sanduíche e um refrigerante ajudam a atrair a plateia! A última etapa é a visita de propagandistas com alguns folhetos com tabelas e gráficos coloridos que não deixam dúvida sobre a "eficácia" do novo medicamento. Daí em diante, é só contabilizar os lucros!

E o que tudo isso tem a ver com o encontro clínico? Condicionados por este eficiente *marketing*, os médicos sem espírito crítico passam a identificar na entrevista clínica os homens que podem ter baixos níveis de testosterona. Aquele momento tão importante na vida dos pacientes passa a fazer parte da armadilha montada pela indústria farmacêutica, absolutamente sintonizada com a necessidade de estimular o consumo de tudo o que fabricam. Groopman conclui sua análise afirmando que "muitos clínicos se preocupam com o que consideram um esforço concentrado para mudar o modo como os médicos pensam, criando um distúrbio clínico quando na verdade o que existe são mudanças e desafios normais da vida".

Não quero dizer que não haja descobertas importantes e ensaios clínicos honestamente conduzidos. Existem, sim, e são muitos. São estes ensaios que tornam possível identificar as substâncias que vão se transformar no arsenal terapêutico moderno que está modificando a expectativa e a qualidade de vida de milhares de pacientes, principalmente na área das doenças degenerativas e neoplásicas. Relatei a história do livro de Groopman, entretanto, com o único objetivo de fazer um alerta aos estudantes de medicina: sejam críticos! Sejam exigentes com as "comprovações científicas". Não se deixem enganar. Nossa profissão não pode ser transformada em um balcão de negócios. Vamos proteger nossos pacientes!

Parte 7

Situações Difíceis e Notícias Ruins

48 O médico, o sofrimento e a morte (eutanásia, ortotanásia e distanásia), 178
49 O paciente diante da possibilidade de morrer e o que aprendi com Kübler-Ross, 182
50 Os estudantes de medicina e os médicos diante da morte, 188
51 Como dar notícias ruins, 194

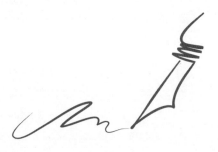

O médico, o sofrimento e a morte (eutanásia, ortotanásia e distanásia)

A eutanásia, assim como outras questões relacionadas com os pacientes sem possibilidades terapêuticas, estão se tornando tema central nos debates de bioética, ao mesmo tempo em que despertam o interesse dos estudantes.

Primeiro, é necessário esclarecer o significado de alguns termos:

- *Eutanásia:* conduta médica que apressa a morte de um paciente incurável e em grande sofrimento
- *Ortotanásia:* designa a suspensão dos medicamentos ou meios artificiais – marca-passo extracardíaco, diálises, respiradores mecânicos – utilizados para manutenção da vida de um paciente em coma irreversível
- *Distanásia:* emprego de todos os meios terapêuticos – medicamentos, intervenções, máquinas que substituem funções essenciais – em um paciente terminal, prolongando artificialmente a vida.

A principal diferença entre ortotanásia e distanásia é que a ortotanásia aceita o processo natural de morrer, enquanto a distanásia utiliza os recursos técnicos disponíveis para prolongar a vida, mesmo sabendo que não há a mínima possibilidade de recuperação. Neste caso, também denominado "obstinação terapêutica", impõe-se um tratamento desnecessário, prolongado, insistente, "fútil", em nome do princípio de que o médico tem de lutar de todas as maneiras possíveis contra a morte.

A eutanásia é o contrário da distanásia; significa que o médico vai se utilizar dos meios que a ciência médica dispõe para adiantar, antecipar, apressar a morte, atendendo à vontade expressa e manifesta do paciente, no sentido de evitar sofrimento, que não é apenas a dor que ele julga insuportável, mas também encurtar uma existência que acredita que será penosa e sem sentido.

Alguns bioeticistas e os juristas consideram a eutanásia como um suicídio realizado com ajuda do médico, em situações em que o paciente quer morrer, mas, por incapacidade física, não consegue realizar, sozinho, o seu desejo. A distanásia, por sua vez, é vista por alguns como uma eutanásia por omissão.

Com relação à eutanásia distinguem-se dois tipos: eutanásia ativa, se a morte é provocada por algum meio especificamente utilizado com o objetivo de dar fim à vida; e eutanásia passiva, se a morte advém de omissão proposital e consciente de alguma intervenção – hemodiálise, por exemplo – por parte do médico que cuida do paciente.

Não é fácil tomar decisões que afetam a vida ou a morte; contudo, não é por isso que o médico deve se omitir. Nessas ocasiões, inúmeros aspectos precisam ser considerados: o primeiro, do qual vão depender todas as decisões, é o diagnóstico da condição do paciente. Tem de ser um "diagnóstico de certeza", com conhecimento de todas as suas implicações terapêuticas e prognósticas. Outras questões são: as expectativas e os desejos expressos pelo paciente, a posição da família diante da situação e, por fim, questões éticas e legais.

Na prática, o que está em discussão com mais frequência é a ortotanásia, que sempre desperta polêmicas e questionamentos, cujas respostas nem sempre são unânimes. Lembre-se de que muitos emitem opinião, mas a execução, direta ou indiretamente, ou seja, a decisão final, é da responsabilidade do médico ou de uma junta de médicos.

Há que ressaltar que, entre nós, rejeita-se categoricamente a eutanásia. Ética e legalmente, ela caracteriza um homicídio, sendo indiferente que o paciente com ela concorde ou mesmo por ela implore.

O filme *Mar Adentro*, dirigido por Alejandro Amenabar (2004), tem uma abordagem sensível da questão da eutanásia. O protagonista, depois de se tornar tetraplégico e saber que sua condição era irreversível, decide morrer e tenta conseguir ajuda para realizar tal intento. Vale a pena assistir ao filme; sem propor soluções, ele estimula reflexões oportunas sobre o tema.

Na sociedade em que vivemos, que preconiza sucesso a qualquer custo, a morte é vista como um fracasso. Por isso, é comum constatar que alguns médicos se sentem tentados a abandonar os pacientes terminais. Na verdade, alguns o fazem, camuflando sua decisão de não mais participar do atendimento, forçando a transferência do paciente para a UTI, na qual a morte é um "espetáculo" comum, quase sempre cercada de um *mis-en-scène* que lhe confere um significado diferente: a morte venceu, mas todos lutaram contra ela, bravamente, com as mais "modernas" armas inventadas pelo homem! Infelizmente, quase sempre na UTI os aspectos científicos, éticos e legais nem sempre são rigorosamente atendidos, deixando de lado os aspectos humanos, que se tornam esquecidos ou totalmente sufocados. Nada mais triste e absurdo que a morte como resultado de uma batalha que já estava perdida, apenas não admitida.

Quando se trata a fase terminal de uma doença como uma luta contra a morte, tende-se hoje a condenar inúmeros enfermos e seus familiares a um sofrimento sem perspectivas, confinados em boxes de UTI, presos a fios e tubos que se expressam em sinais coloridos e sons monótonos, à espera de que os ruídos desapareçam e a morte se transforme em linhas retas nas telas dos monitores.

O fato é que essas situações não fazem parte dos currículos dos cursos de medicina. Aliás, é bom que se diga que esta é apenas mais uma faceta negativa do modelo biomédico.

Escrevo esta carta tendo na memória os últimos momentos de muitos pacientes que faleceram sob "meus cuidados". Um deles foi uma idosa que se internou durante um período em que eu estava viajando. Uma filha me contou que suas últimas palavras foram: "Queria tanto que o Dr. Celmo estivesse aqui me vendo morrer. Ele me ajudou tanto a viver! Ele não deixaria que judiassem de mim."

Felizmente, ela morreu serenamente ao lado da família. Ela morreu com dignidade.

O paciente diante da possibilidade de morrer e o que aprendi com Kübler-Ross

Para bem se compreender um paciente, é necessário não se esquecer de que ele procura um médico por diferentes razões. Quando acometido de dor intensa, por exemplo, ou percebe risco de vida ou de invalidez, a motivação é completamente diferente de quando a pessoa vai ao médico em busca de uma correção estética, por exemplo. Em certas ocasiões, a pessoa está indo àquele encontro, não por sua iniciativa, mas levado por outros, não raramente com finalidades alheias à sua vontade. É o caso de alguns idosos levados ao médico por uma pessoa da família. Sua vontade era ficar em sua casa e não ser incomodado. Com a melhor das intenções, uma pessoa da família deseja que ele faça exames, tome medicamentos, seja internado ou submeta-se a uma cirurgia. Sua relação com o médico vai ser difícil, pelo menos nos primeiros momentos, já que o que mais deseja é nem estar ali.

Elizabeth Kübler-Ross, psiquiatra suíça, radicada no Canadá, publicou, em 1969, o livro *On Death and Dying*, traduzido para o português sob o título *Sobre a Morte e o Morrer* (Ed. Martins Fontes), no qual relatou suas vivências com pacientes terminais. Alguns anos depois, publicou suas memórias, cuja tradução recebeu o título

A Roda Viva (GMT, 1998), em que fala do "viver e do morrer" de maneira sábia. Seus livros exerceram grande influência na minha maneira de cuidar dos doentes. Além disso, utilizei seus ensinamentos nas aulas de semiologia médica, procurando correlacionar as fases por ela descritas com princípios éticos, qualidades humanas e a relação médico-paciente.

As observações de Kübler-Ross são de interesse muito amplo, pois possibilitam compreender a maioria dos pacientes ou quase todos, assim como as reações dos familiares, principalmente se a doença é grave, estigmatizante ou põe em risco a vida.

Kübler-Ross, após analisar centenas de narrativas, pôde distinguir cinco estágios ou fases: *negação, raiva, negociação, depressão* e *integração ou aceitação*. Cada uma dessas fases tem características próprias; identificá-las e compreendê-las faz parte de um bom exame clínico.

Na fase de *negação*, que costuma ser a primeira, o paciente usa de todos os meios para desconhecer, camuflar ou negar o que está acontecendo com ele. É comum que se expresse assim: "Não, não é possível que isto esteja acontecendo comigo!". Não é raro que sua família e o próprio médico reforcem esta negação – a família, escondendo dele as informações que lhe são fornecidas, o médico dando ao paciente uma ideia falsamente otimista de seu estado de saúde. Por certo, isso é um resquício da "mentira piedosa" que fazia parte do comportamento dos médicos antigos. Negar a doença é inerente à condição humana e torna-se mais evidente nas pessoas que estão vivendo um momento de grandes responsabilidades, prestígio ou poder.

Antes de tudo, faz-se necessário admitir que não adianta "confrontar" a negação do paciente. De início, o mais conveniente é calar-se, ou só falar o essencial, respondendo às questões de maneira sincera e serena, sem confrontos ou tentativas de convencer o paciente com um raciocínio lógico. Esta tática não funciona porque sua reação nada tem de racional. É puramente emocional. Por isso, palavras de consolo podem irritá-lo profundamente. Comparação com outros pacientes em pior situação é totalmente inútil, pois o paciente não tem o mínimo interesse em saber que há outras pessoas sofrendo mais do que ele.

Negar a doença pode ser considerado um mecanismo de defesa ineficaz ou até prejudicial, mas é uma atitude que precisa ser reconhecida.

Para superar este estágio, o paciente tem de viver interiormente a sua situação, um processo inteiramente pessoal, tanto no jeito de fazê-la, como no tempo que vai gastar para vivenciá-la.

Aliás, é necessário ressaltar que a negação é uma atitude que costuma ser observada em qualquer pessoa que adoece, e não apenas nos pacientes terminais. A melhor prova disso está nos relatos de médicos que adoeceram. A automedicação é outra maneira de camuflar a negação. Exemplo clássico é o de Freud, quando ele próprio, descobriu, em sua boca, uma lesão muito sugestiva de câncer, decorrente do hábito de fumar charuto. Freud confessa em uma de suas cartas, das inúmeras que escreveu a discípulos e amigos, que escondeu de todos, durante 2 meses, a doença que tanto sofrimento lhe infligiu durante 16 anos.

A segunda fase costuma ser de *raiva*. A pessoa que até então negava, quanto podia, aquela desagradável realidade, começa a admiti-la como um fato concreto, mas, inexplicavelmente, passa a contestar de maneira grosseira ou até agredir seus familiares e os profissionais que lhe prestam assistência. Alguns, mesmo aqueles que se dizem ou que aparentam ser profundamente religiosos, revoltam-se contra Deus, renegam suas crenças, sua fé e proferem blasfêmias. A relação com o paciente nesta fase é das mais difíceis, pois ele vive um momento de decepção e pode ficar hostil. Nesta hora, o sentimento de compaixão, uma qualidade humana essencial para exercer a medicina, passa a ser essencial, pois é este sentimento que possibilita ao médico compreender o sofrimento físico ou emocional do doente. Compaixão não significa "sofrer" junto com o paciente, embora esta possibilidade exista. Significa compreender o sofrimento e fazer tudo que seja possível para aliviá-lo ou eliminá-lo. Temos de acreditar na dor que o paciente reclama, valorizar a queixa de mal-estar, reconhecer dificuldade para dormir e se utilizar de todos os recursos disponíveis – não só medicamentos – para tratamento; essa é a maneira de transformar a compaixão em ações concretas.

Negação e *raiva* podem ser associadas ou se alternarem dependendo do que vai acontecendo com o paciente: visitas a médicos, realização de exames, internações em hospitais, efeitos colaterais de medicamentos. Neste momento, a negação pode ser disfarçada com aparente indiferença com o que pode acontecer. Outras vezes, o paciente evita falar da doença o mais que pode.

A raiva pode ser contida ou ruidosa, manifestada por explosões verbais, com o uso de palavrões muitas vezes não habituais no linguajar daquela pessoa. Os familiares de um paciente de que cuidei, no qual se descobriu um câncer de pulmão, ficaram espantados com as mudanças no vocabulário do paciente. Um deles me disse certa vez: "Doutor, não estamos reconhecendo a pessoa com quem convivemos tantos anos! Xinga e fala palavrões o tempo todo!". Aquela foi a maneira que o paciente encontrou para dar vazão à sua raiva.

A terceira fase é a de *negociação*. Depois de negar e protestar, o paciente vai percebendo que a negação e a raiva de nada adiantam. Muda sua atitude e passa a procurar uma solução para seu problema. Promessas de mudança de vida, reconciliação com pessoas da família e busca de apoio religioso são maneiras como o paciente se comporta nesta fase, na qual o médico pode ter papel muito ativo, apoiando e conversando com ele de maneira sincera e amistosa. Nesta fase é necessário abrir canais de comunicação com o paciente e com seus familiares. É uma fase muito diferente da negação e da raiva. Confiança no médico, elemento fundamental neste estágio, costuma ser assim expressa: "Doutor, confio no senhor!"; "Doutor, o que devo fazer?"; "Doutor, estou em suas mãos". O médico deve agir com serenidade, falando a "verdade", sem falsas promessas ou atitudes defensivas. Não se esquecer de que certas "verdades" podem ser tão nocivas quanto as "mentiras piedosas". As opções terapêuticas devem ser abertamente analisadas com o paciente e os familiares. Certa dose de otimismo é sempre bom, o que não quer dizer que se deve omitir dificuldades e riscos. Não omitir nem exagerar é uma regra de ouro. É sempre possível escolher a informação correta e mais adequada para cada momento. Palavras inadequadas ou expressões pessimistas ajudam o paciente a entrar em depressão.

Tanto no caso dos pacientes terminais como naqueles que recebem o diagnóstico de doença grave, a quarta fase costuma ser de *depressão*, quando o paciente vai questionar seus valores, suas aspirações, suas ambições, seus sonhos. O paciente pode manifestar vontade de ficar por algum tempo só, e em silêncio. Um fato curioso é que ele deixa de ter interesse por muitas coisas às quais dava grande importância, como seus negócios ou questões familiares. Compreender o que o paciente está passando neste momento de sua vida é decisivo para o alívio de suas angústias. Diga-se de passagem, nunca é necessário dizer palavras duras. Mas a verdade precisa imperar na relação com o paciente e a família. Falar a verdade não é proferir sentença de morte, como se o médico fosse o senhor da vida e da morte. Uma conversa franca proporciona alívio para o paciente e a família; desanuvia o ambiente. Sem dúvida, encarar de frente a depressão do paciente é a melhor maneira de ajudá-lo. Além disso, não se pode esquecer de que podem ser necessárias medidas específicas e a ajuda de outros profissionais.

A quinta fase é a de *aceitação*. O processo de aceitação é basicamente o encontro do paciente com seu mundo interior. Perceber a realidade não é desistir da luta ou sentir-se derrotado. Muito influi para esta aceitação os valores, as crenças e as ideias que alimentaram a vida daquela pessoa antes de adoecer. Aqueles que têm uma crença religiosa profunda ou um desenvolvimento espiritual mais avançado costumam aceitar, com mais tranquilidade, a doença, a invalidez e a morte, comparativamente com as pessoas que se apoiaram apenas em objetivos materiais para viver. Curiosamente, estas pessoas passam a desprezar ostensivamente aquilo que mais desejavam: dinheiro, carros possantes, casas luxuosas, joias, roupas caras. Muitos ironizam sua maneira de viver antes de adoecer. Neste estágio, a relação com o paciente torna-se mais fácil, mas o médico precisa ter consciência de seu papel neste momento. Quando as possibilidades de cura desaparecem, passam para primeiro plano os cuidados paliativos e a assistência espiritual.

É óbvio que no mundo real, no dia a dia, as coisas não se passam de maneira tão esquemática. O processo é muito mais complexo e apresenta um sem-número de variações. Primeiro, nem sempre as fases se sucedem exatamente na ordem apresentada. Às vezes, o paciente, em vez de avançar na busca da aceitação, regride às fases de negação e de raiva. O tipo da doença é uma variável que pesa muito. Quando há grande risco de vida ou de invalidez as fases são mais nítidas. Nas doenças sem gravidade, nem tanto. O tipo de tratamento é outra variável relevante. A necessidade de repouso prolongado, mudanças no estilo de vida, grandes cirurgias, podem desencadear tanto uma negociação imediata, no caso de pacientes com espírito positivo e energia para viver, como um quadro de raiva ou depressão, se o paciente tiver personalidade pessimista. Complicações ou fracassos terapêuticos podem fazê-lo reviver fases já superadas ou agravar dificuldades até então vivenciadas com serenidade e esperança. A idade é outro fator que interfere e torna mais complexa a maneira de um paciente encarar a doença e o tratamento. Cada faixa etária tem características próprias. Vamos aprendendo a lidar com estes pacientes convivendo com eles no dia a dia.

Este aprendizado faz um grande bem para o verdadeiro médico! Ele vai descobrindo que o papel do médico é mais que prescrever medicamentos ou fazer intervenções.

Na maturidade plena da profissão, o médico percebe que "cuidar" é muito mais do que "tratar", ou "operar"! Aí, então, pode-se dizer que passou a exercer a medicina de excelência que é o perfeito equilíbrio entre a ciência (médica) e a arte (médica).

Os estudantes de medicina e os médicos diante da morte

Na sociedade ocidental, o nascimento, a doença e a morte estão cada vez mais medicalizados. O nascimento chega a ser considerado um fenômeno não natural! Precisa ocorrer em um hospital e de preferência por cesariana. O conceito de morte por causas naturais vai desaparecendo gradativamente. O ritual de morrer foi transferido da cama da casa para o leito do hospital, ou, pior ainda, para o leito da UTI. Os familiares, ao redor do ente querido, foram substituídos pela equipe de plantonistas. Passaram a fazer parte do ritual de morrer os tubos enfiados em todos os orifícios do corpo e agulhas perfurando veias e artérias. Em vez do silêncio respeitoso, o moribundo vai ter os ruídos de monitores, os chiados de equipamentos eletrônicos. O ritual alcança seu ápice quando o monitor anuncia a parada do coração e os procedimentos de "reanimação" têm início. Muitas vezes, tudo isso é feito em pacientes que não tem mais possibilidades terapêuticas, como acontece principalmente com idosos "ricos" ou com pessoas "famosas"!

Por incrível que pareça e, por mais desagradável que seja, isso também é um encontro clínico – o último encontro, poderia ser chamado –, só que ele foi invadido pela tecnologia de tal modo que deu ao médico a ilusão de poder controlar o momento exato de se morrer. Sem dúvida, os modernos equipamentos de suporte à vida possibilitam até adiar a morte por tempo indeterminado, e esta é uma das mais sérias questões éticas e legais da medicina atual!

Diante disso, o foco da discussão sobre as intervenções no ato de nascer e de morrer precisa se deslocar da área médica para o campo da ética e dos direitos humanos.

Não vai aqui uma crítica cega às possibilidades de salvar vidas, pela utilização dos modernos equipamentos. O que desejo por em discussão, ou melhor dizendo, o que estou contestando é o emprego despropositado ou com propósitos escusos – ganhar dinheiro com o prolongamento do sofrimento – da tecnologia médica. Não se trata apenas da realização de alguns exames complementares, com o único objetivo de aumentar a fatura dos gastos hospitalares. O núcleo da discussão é a intervenção desumana na transição da vida para a morte. Uma verdadeira engrenagem que envolve pessoas e instituições que vai esmagando os direitos humanos, entre os quais, talvez o mais importante, o de morrer com dignidade.

Muitos médicos comportam-se de maneira inconsequente quando "negam" ao paciente o direito de morrer. Parece que têm raiva da morte e transformam o corpo do paciente em um campo de batalha – sabidamente perdida – no momento em que deviam "aceitar" as limitações da profissão. Aliás, eu poderia até dizer isso de maneira contrária: é o momento de utilizar os avanços da medicina para dar ao paciente uma morte sem sofrimento.

Nesta linha de pensamento, uma pergunta é inevitável: seria o caso de incluir entre os objetivos do "último encontro clínico" a obrigação de dar ao paciente uma morte tranquila junto a seus entes queridos, sem agulhas e sem tubos? A meu ver, sim!

De qualquer modo, quando os médicos aprendem a reconhecer as diferentes fases pelas quais passa o paciente, conseguem adotar atitudes mais adequadas para o momento que ele está vivenciando. Ao agir assim, o médico está exercendo sua profissão em sua mais elevada qualidade, só possível por meio de um atendimento realmente humanizado.

Não se pode negar que tudo fica diferente no encontro clínico em que se vislumbra a possibilidade de morte. O primeiro encontro clínico é o da esperança. O último deve ser o da compaixão.

Acho que este é o momento oportuno para falar aos estudantes de medicina um pouco mais sobre a morte.

A atitude do ser humano diante da morte vem se modificando ao longo da evolução da humanidade, formando um longo arco histórico que vai da morte respeitada como fenômeno natural até a morte medicalizada dos tempos atuais. Fato incontestável é que o momento de morrer foi sofrendo uma crescente intervenção da medicina. Mudanças tão radicais afetaram profundamente a maneira dos médicos encararem seu papel quando se esgotam os recursos criados pela ciência médica, os quais tanto servem para salvar a vida como para impedir a morte. Em dado momento, estes recursos sempre se esgotam para todos os pacientes. No entanto, o progresso da ciência médica desenvolveu nos médicos a falsa sensação de um poder "sem limites" sobre a vida e a morte. Para a maioria dos médicos a morte de um paciente passou a ser encarada como um fracasso intolerável. Se não é possível evitá-lo, faz-se tudo para camuflá-lo. Para evitar este encontro um dos mecanismos mais utilizados é transferir o paciente para a UTI, onde o morrer é tecnificado ao máximo. Além do mais, a morte da UTI é uma das maiores fontes de renda dos hospitais! Cada minuto aumenta mais e muito a conta, crescendo na proporção de tubos introduzidos e agulhas espetadas. É desagradável dizer isso, mas é preciso. Faço-o como um alerta, e não como desabafo. A UTI é um dos maiores avanços da medicina, mas não pode ser transformada em uma fonte de renda à custa de sofrimento do paciente e de seus familiares.

A dificuldade para analisar o encontro clínico quando a morte aparece como uma probabilidade inevitável começa pela ausência deste tema nos currículos dos cursos que formam os médicos e outros profissionais da saúde. E não é por falta de oportunidade. Quase todos os cursos da área da saúde incluem como matéria básica o estudo da anatomia em cadáveres ou "pedaços" de cadáveres. É verdade que ultimamente o ensino da anatomia humana está se deslocando para os manequins e programas de computador. Do ponto de vista puramente técnico as vantagens são inúmeras e inegáveis. Mas o ritual da iniciação dos estudantes com um cadáver, quase sempre um adolescente descobrindo a vida, desencadeia mecanismos psicodinâmicos que o marcam por toda a vida. Os psicanalistas, a partir dos princípios freudianos, apresentam várias interpretações sobre o encontro com o cadáver, muitas vezes conflitantes entre si, aliás. Ora falam de "pulsão sádico-anal", ora procuram relacioná-las com o "tabu do incesto", "pulsões prégenitais" e outras interpretações totalmente enigmáticas para mim. Contudo, não descarto a possibilidade de que haja entre os estudantes de medicina e de outros profissionais da saúde alguns nos quais estes mecanismos inconscientes ocupam o primeiro plano nos seus encontros com o cadáver. Minha maneira de encarar é mais simples. Alguns talvez a considerem até simplória demais. Apenas o término do ciclo vital que deve ser respeitado tanto quanto o nascimento, que é seu início.

Uma coisa é certa: o início do aprendizado das profissões da saúde pelo encontro com cadáveres ou simulação deles não pode ser menosprezado na análise da relação dos médicos com os pacientes. A primeira lição é ter humildade diante dos mistérios da vida e da morte! Reconhecer a condição humana dos participantes deste último encontro, sem se esquecer de que, nesta hora, a presença dos familiares é mais importante do que qualquer outro personagem. A ausência deles na UTI, ao lado do ente querido que está indo embora, é uma das maiores maldades da medicina atual. É o lado cinzento da ciência médica.

Para tornar mais negro este quadro vou transcrever alguns inacreditáveis episódios que ocorrem (ou ocorreram) em alguma(s) UTI(s), narrados no livro *Morte e Formação Médica*, de Zaidhaft[1] (1990). É estarrecedor o relato de um estudante:

"[...] um estudante, ao iniciar seu estágio em uma UTI, disse ter ficado muito chocado ao perceber que, quando um paciente morria, o corpo dele era imediatamente utilizado para os novos estagiários aprenderem técnicas como intubar, dissecar veias, fazer traqueostomia. Salienta o estudante que isto deveria ser feito logo após a morte, antes do enrijecimento progressivo do cadáver, o que impediria tal treinamento."

O termo utilizado naquele ambiente para denominar tal prática era "urubuzar", o que, expressa, sem dúvida, o sentimento experimentado pelos alunos de serem "urubus" se alimentando dos "restos mortais" daqueles que foram seus pacientes até alguns minutos antes.

Tal prática, afirma Zaidhaft, era estimulada pelos médicos e alunos mais antigos. Justificavam o fato de usarem os mortos para treinar, tal como fizeram no estudo da anatomia, sendo o único intuito o de aprender para posteriormente ajudar outras pessoas.

Não há melhor exemplo do que esse para caracterizar a desumanização da medicina, a exigir reformulação completa, não só de atitudes dos profissionais da saúde, mas até da planta arquitetônica da UTI.

A proximidade da morte não é exclusiva dos pacientes internados em UTI. É que neste local todos estão em risco de vida, ou melhor dizendo, em "risco de morte". Contudo, não é necessário estar em situações extremas para se manifestar o medo da morte. Quase todos os pacientes com câncer, AIDS e outras afecções potencialmente fatais, desde o momento do diagnóstico, por mais precoce que seja, vislumbram a possibilidade de morrer. Isso nenhum médico pode

---

[1]Zaidhaft, S. *Morte e Formação Médica*. Ed. Francisco Alves, 1990.

Cartas aos Estudantes de Medicina

desconhecer e desvalorizar. A primeira tarefa é identificar o sentimento de medo, nem sempre abertamente admitido pelo paciente. A pergunta pode ser direta ou camuflada: *Esta doença é perigosa?* Na palavra "perigosa" está embutida a questão verdadeira: *Minha morte é uma possibilidade?*

Reconhecer o medo de morrer, portanto, é o primeiro passo. Não há como negar que não é fácil para ninguém caminhar neste terreno. É necessário, antes de tudo, maturidade e serenidade. Alguns pacientes desejam uma conversa franca; outros, mínimas informações. De qualquer maneira, é preciso cuidado com as palavras, em si mesmas, e com as informações a serem transmitidas. Não se esquecer de que a respeito de prognóstico todos os nossos conhecimentos são relativos e nunca são quantitativos. Erro primário é querer calcular com precisão tempo de sobrevida. É a maior fonte de equívocos, às vezes, desmoralizantes. Marcar data para um doente morrer demonstra presunção e ignorância.

Quando o paciente e o médico vislumbram a morte, é hora de buscar o arsenal de humildade que conseguimos armazenar em nosso coração e passar para primeiro plano a condição humana de todos os atores do último encontro clínico.

Como dar notícias ruins

A comunicação de notícias ruins é uma das tarefas mais difíceis da prática médica, gerando desconforto e angústia. Nunca será um momento agradável para o médico e muito menos para o paciente; no entanto, seu impacto pode ser menor quando se está preparado para ele.

Na verdade, comunicar o diagnóstico de doenças que põem em risco a vida ou prenunciam sofrimento, tais como câncer, AIDS, doença de Parkinson e doença de Alzheimer, exige não apenas conhecimentos científicos, os quais dão segurança ao médico, mas também, capacidade de reconhecer a condição humana do doente.

No imaginário de todos nós, o diagnóstico de câncer é uma sentença de morte, associada a sofrimento. O diagnóstico de AIDS ainda é considerado um castigo. Nunca é agradável falar de castigo e sofrimento.

Transmitir uma notícia ruim é uma questão extremamente complexa, da qual participam muitos fatores, alguns relacionados com o paciente e seus familiares, outros ao próprio médico. Inclui aspectos psicológicos, sociais e culturais de todos os que participam da cena – médicos, pacientes e familiares.

Para se aprender a cumprir esta tarefa poderíamos utilizar os seguintes princípios:

- Escolher corretamente o local, que deve ser tranquilo, confortável e com privacidade. Deve-se evitar dar estas notícias nos corredores dos hospitais ou nas portas das unidades de terapia intensiva

- Nunca fazer esta comunicação durante o exame do paciente, seja o exame clínico, seja qualquer tipo de exame complementar

- Utilizar uma linguagem adequada e ter consciência do que não se quer dizer; por exemplo: substituir a palavra "câncer" por "neoplasia maligna" (a designação "maligna", que, para os médicos, é apenas um conceito histopatológico, para os pacientes pode ter uma conotação mais agressiva do que a palavra "câncer")

- Dosar corretamente a quantidade de informações. Há pacientes que preferem informações concisas; outros mostram interesse por mais detalhes. Mesmo para estes, deve-se escolher com critério os detalhes mais úteis para a compreensão da mensagem que se deseja passar

- Identificar prontamente a reação do paciente, nos primeiros momentos da conversa, a partir da qual o diálogo pode tomar o rumo adequado

- Incluir sempre a família. Algumas vezes é conveniente dar a notícia primeiro a um membro da família, aquele que nos parecer o mais pronto para receber este tipo de informação. Melhor ainda: analisar com ele como falar com o paciente

- Nunca deixar de abrir uma "porta de esperança"! Isso não inclui despertar improvável expectativa de cura. Seja qual for o diagnóstico, sempre é possível uma palavra de esperança. A não ser em casos terminais nunca existe uma certeza absoluta sobre os resultados de qualquer tratamento. São apenas probabilidades, maiores ou menores, porém, probabilidades. Quando não se pode buscar a cura, ainda é possível, pelo menos, aliviar o sofrimento, o que pode representar tudo o que o paciente e a família desejam.

Assim agindo, a revelação de um diagnóstico que põe em risco a vida ou prenuncia sofrimento e invalidez, não terá o impacto piorado pela ação do próprio médico.

A observação comprova que o(a) enfermeiro(a), pela sua estreita convivência com o paciente e a família, pode ter papel relevante, não apenas na revelação de um diagnóstico que causa impacto, mas também na assimilação de notícias ruins. Mais do que pela sua presença física, de grande valor por si só, pelo apoio e conforto, o(a) enfermeiro(a) desempenha um papel importante nestes difíceis momentos.

Informações incompletas, confusas, apressadas, mal comunicadas, aumentam a angústia e o sofrimento do paciente e de seus familiares.

Admitindo-se que dar notícias ruins faz parte dos deveres do médico e de outros profissionais da saúde, levanta-se a questão: como aprender a fazer isso?

A premissa básica é a adoção de modelos de ensino que incluam os aspectos psicológicos e socioculturais do processo saúde-doença. O modelo biomédico, restrito à lesão ou à disfunção, não tem espaço para esta abordagem. Por certo, ele é inadequado para uma medicina humanizada.

Como os pacientes nunca são exatamente iguais, o que é adequado para um pode não ser para outro. Da mesma maneira, os médicos e demais profissionais da saúde não são exatamente iguais uns aos outros. É impossível "padronizar" técnicas para se dar notícias ruins, mas é necessário encontrar as bases pragmáticas que nos possibilitam cumprir bem esta missão.

Tapajós, por exemplo, em interessante artigo publicado no periódico *Interface*, em 2007, sob o título *A Comunicação de Notícias Ruins e a Pragmática da Comunicação Humana: o Uso do Cinema em Atividades de Ensino/Aprendizagem na Educação Médica*, parte da premissa de que a comunicação de notícias ruins é uma forma especial de "comunicação humana e, como tal, deve ser analisada

Cartas aos Estudantes de Medicina

sob o arcabouço teórico das teorias comunicacionais". Propõe, então, que a análise abranja as áreas sintática, semântica e pragmática, tal como no estudo da semiótica. A sintática aborda a transmissão da comunicação, ou seja, suas formas, seus canais e seus códigos; a semântica lida com os significados que transitam na comunicação; a pragmática aborda a comunicação na sua função relacional ou comportamental, ou seja, o que se faz com a comunicação e por meio dela.

Para discutir a questão da comunicação das notícias ruins com base nessas três diferentes perspectivas (sintática, semântica e pragmática), Tapajós utiliza sequências fílmicas que mostram episódios em que notícias ruins são transmitidas de diferentes maneiras. Em adição às sequências fílmicas, os alunos devem ser estimulados a relatar experiências pessoais ou situações presenciadas. Salienta, também, que qualquer comunicação entre pessoas – a relação médico-paciente não é exceção – pode ser reduzida a três padrões comunicacionais: *confirmação, rejeição* ou *desqualificação*. Confirmar ou rejeitar são padrões perfeitamente válidos. A desqualificação, ao contrário, "implica comunicar-se de maneira a invalidar a comunicação própria e alheia". Compreende frases incompletas, declarações espúrias, afirmativas genéricas. São desqualificadas frases como: *Todos vamos morrer um dia.* Ao responder uma pergunta afirmativa do tipo *Posso morrer por causa deste câncer?*, a resposta correta seria *sim, é uma possibilidade*, seguida de outra afirmação que reforça a expectativa de cura: *Mas acredito que você tem boa chance de ficar curado.* Em nada adianta acrescentar dados estatísticos, porque, para o paciente, se houver uma chance em cem, para ele, esta única chance é a sua. Toda doença tem um componente emocional, e este nada tem a ver com dados estatísticos.

Estar na condição de estudante de medicina não o dispensa de dar notícias ruins. Toda atividade junto a pacientes abre a possibilidade de questionamentos desta natureza por parte deles. Como se comportar, então? Primeiro, deve-se ter muito cuidado com o que se vai falar. Segundo, falar pouco sobre esta questão, dizendo claramente ao paciente que é melhor ele abordar o assunto com seu médico.

O princípio de "não mentir" vale para todos os que convivem com pacientes.

Sem menosprezar as explicações teóricas, que são úteis para a compreensão dessas situações, acredito que somente as vivências junto aos pacientes nos ensinam a dar notícias ruins de maneira mais adequada.

Parte 8

Livros Que Não Fazem Parte dos Indicados pelos Professores

52 Uma escolha para a vida, 200
53 Nem só de ciência se faz a cura, 204
54 Cartas a um jovem cirurgião: perseverança, disciplina e alegria, 207
55 Cenas médicas: uma introdução à história da medicina, 211
56 Doença como metáfora, 214
57 AIDS e suas metáforas, 217
58 Por um fio e o médico doente, 220
59 O pequeno médico, 224
60 O lugar escuro, 226
61 O filho eterno, 228
62 Veia bailarina, 230
63 Os médicos, os advogados e os engenheiros como pacientes, 233
64 Quem cuida do cuidador?, 237

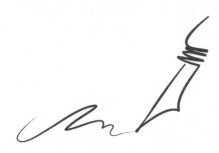

Uma escolha para a vida

Nas *Cartas a um Jovem Médico* escritas por Adib Jatene, cujo subtítulo é *Uma Escolha para a Vida*,[1] encontram-se preciosas informações e ótimas lições.

O Dr. Adib Jatene, embora tenha sido um especialista na vanguarda da cardiologia, demonstrava especial interesse pelos cuidados primários quando destacou que:

> "Se o primeiro atendimento fosse bem feito – e isso é parte essencial da atenção primária – tudo o que vier depois vai dar certo. Infelizmente, o que vemos é o contrário: solicitação de um sem número de exames complementares para consertar o que começou errado, gerando gastos desnecessários e excessivos, o que culmina na insatisfação dos pacientes e médicos."

Em mais de 50 anos de profícuo exercício da medicina, realizou milhares de cirurgias cardíacas, contribuindo, inclusive, com técnicas novas para a correção de defeitos cardíacos congênitos e adquiridos. Contribuiu, também, com o desenvolvimento de uma máquina

---

[1] Jatene, A. *Cartas a um Jovem Médico. Uma Escolha para a Vida.* Editora Elsevier, 2007.

para circulação extracorpórea que possibilitou operar com o coração parado.

Nos 15 capítulos em que se distribuíram as "cartas" do Dr. Adib Jatene, ele aborda, sempre com profundo conhecimento, os mais diversos aspectos do ensino médico, da profissão, da saúde pública e de sua trajetória pessoal.

No primeiro capítulo, ou seja, na primeira carta, com o título *Meio Século de Medicina*, relata a transição que ele próprio viveu com as mudanças no mercado da profissão médica. Eis um trecho: "Deve ficar claro, desde logo, que a profissão sofreu modificação significativa. O médico já não é o profissional de grande destaque na sociedade, com independência financeira em curto tempo". É uma verdade, mas não é uma verdade absoluta. Pode-se perceber nesta afirmativa certo saudosismo pelo modelo "liberal" da medicina, ainda dominante no início da metade do século passado, época em que o Dr. Adib Jatene e eu nos formamos.

Abordei esta questão no livro *Dr. Calil Porto | O Menino e a Borboleta*,[2] quando analisei as relações entre meu pai e os institutos de previdência, destacando os conflitos vividos por ele, dos quais fui testemunha ocular porque trabalhamos juntos no mesmo consultório durante quase 6 anos. Que houve mudanças, melhor dizendo, que está havendo drásticas mudanças no mercado de trabalho, não há dúvida e quanto a isso o Dr. Adib Jatene tinha toda razão. Contudo, a meu ver, a essência da maneira de exercer a profissão sempre será a mesma. Tanto faz cuidar de um paciente que procurou livremente um determinado médico e assumiu com ele um compromisso direto do ponto de vista de honorários ou cuidar de um paciente associado a um plano de saúde, para o qual contribui mensalmente com um determinado valor, ou, ainda, se está matriculado no Programa Saúde da Família, inteiramente financiado pelo Estado, do qual o médico é um empregado.

---

[2]Porto, C. *O Menino e a Borboleta*. Editora Guanabara Koogan, 2009.

É uma questão de adaptação, passando da "mentalidade liberal" para a de "credenciado ou assalariado". Rico o médico não ficará, a não ser que ele passe para a condição de empresário da área de saúde, como alguns conseguem fazer, o que é perfeitamente legítimo no sistema econômico em que vivemos.

Deixando de lado essas considerações paralelas, volto a dizer que, certamente, o livro do Dr. Adib Jatene "contribui para que o jovem médico tenha uma exata dimensão do papel que ele exerce na sociedade e do quanto poderá colaborar para as mudanças que são necessárias."

No capítulo *Um Pensamento Humanista*, faz profundas reflexões sobre o exercício da profissão médica. Destaco este trecho: "No mundo tecnológico de hoje o médico só está preocupado em curar uma doença. Contudo, todo ser humano não está solto no espaço, ele tem mãe, pai, marido, esposa, filhos... por isso, precisa receber do médico o conforto necessário." Sua conclusão é perfeita: "A profissão médica é ligada não apenas ao saber científico da doença e dos tratamentos, mas também ao conhecimento da pessoa humana, das suas fraquezas e dificuldades. O médico precisa ser especialista em gente, compreender como as pessoas são diferentes e o quanto a sua atenção a elas é fundamental em um tratamento."

Por fim, quero destacar as atividades do Dr. Adib Jatene na saúde pública, pela clareza com que ele via as inúmeras questões desta área, desde os recursos financeiros às estratégias de ação, seja na Secretaria de Saúde do Estado de São Paulo ou no Ministério da Saúde, onde lutou contra tudo e contra todos para dar aos problemas de saúde da população brasileira um lugar de destaque na repartição do dinheiro – fruto de nosso trabalho – pelo governo. Sua maior contribuição foi a instalação das primeiras unidades do Programa Saúde da Família, que é, sem dúvida, a melhor estratégia até hoje proposta para incluir 150 milhões de brasileiros no sistema de saúde.

Se o primeiro atendimento for bem feito, tudo que vier depois vai dar certo. Infelizmente, o que vemos é justamente o contrário: solicitação de exames complementares para consertar o que começou errado, gastos excessivos, insatisfação de pacientes e médicos.

53
Nem só de ciência se faz a cura

Protásio Lemos da Luz, cardiologista com vasta experiência clínica, à frente de atividades docentes e científicas no Instituto do Coração (INCOR) da Universidade de São Paulo, publicou o livro *Nem Só de Ciência se Faz a Cura*,[1] cuja 2ª edição tem como subtítulo *O que os pacientes me ensinaram*, que é, aliás, muito adequado para o relato de suas experiências de consultório.

Afinal de que tratamos: doenças ou pessoas? é o primeiro capítulo, cujo tema central é a relação médico-paciente, "extremamente complexa, porque depende de muitas variáveis", destaca o autor.

Entre as variáveis chama a atenção para duas: *compreensão* e *confiança*, às quais acrescenta *comunicação, disponibilidade, tolerância, compaixão* e *honestidade*. O melhor dos mundos, proclama o Dr. Protásio, "seria a combinação de três fatores: ser naturalmente compreensivo, caloroso, humano", associado a "entender o sofrimento humano porque o médico estudou para compreendê-lo", mas, "melhor ainda quando experimentar o sofrimento", o que, em geral, é uma situação rara.

---

[1] Luz, PL. *Nem Só de Ciência se Faz a Cura | O que os pacientes me ensinaram*. Editora Atheneu, 2004.

Põe em destaque o fator "honestidade", em tudo que o médico falar ou fizer com o paciente. Quando aborda a questão de falar a verdade, adverte com sabedoria: "A honestidade médica, porém, não deve ser confundida com rudeza".

Sua experiência mostrou que as pessoas gostam de ter o seu médico, e todos nós, de fato, precisamos de um de nossa confiança. Estou plenamente de acordo com sua afirmativa e para dar ênfase costumo dizer: "o paciente que tem um médico tem médico, o que tem dois médicos tem meio médico e o que tem muitos médicos não tem nenhum médico". Em outra carta, abordei esta questão – a fragmentação do atendimento aos pacientes – por considerá-la um dos grandes problemas da medicina atual por mais refinados que sejam os recursos técnicos de que cada um dispõe.

A autocrítica que faz no final deste capítulo é uma preciosa lição, principalmente para os jovens médicos que concluem sua formação com um enorme volume de informações, domínio de técnicas especializadas, achando que uma boa prática médica depende somente disso. "Quanto a mim", escreve o Dr. Protásio, "acho que posso fazer uma autocrítica. Ultimamente me tornei um médico melhor. Antes tratava pouco das pessoas; eu andava muito ocupado tentando resolver problemas científicos. Hoje concluo com tranquilidade: devemos tratar primeiro das pessoas, que circunstancialmente estão doentes."

Em outros capítulos – *Os Médicos Deveriam Ficar Doentes de Vez em Quando; Quando se Atinge a Maturidade? ou Quando se Aprende que "o mais Novo não é Necessariamente o Melhor"; Alegrias e Frustrações; Morte: O Médico diante do Inevitável* –, Dr. Protásio volta ao tema central do livro.

Vou terminar esta carta com alguns conceitos que estão resumidos sob o título: *Determinantes do Sucesso e Insucesso Profissionais*. Na epígrafe deste capítulo, escreve o autor:

"Segundo Emerson, sucesso é rir muito e com frequência; ganhar o respeito de pessoas inteligentes e o afeto das crianças...

Deixar o mundo um pouco melhor, seja por uma criança saudável, num canteiro de jardim ou uma condição social redimida; saber que ao menos uma vida respirou mais fácil porque você existiu."

Ao falar de sucesso duradouro do médico, coloca em primeiro lugar a competência profissional, e completa com sabedoria: "a competência não se resume a um compêndio, mas sim à habilidade que alguém tem de usar com precisão os conhecimentos do compêndio para transformá-lo em ações específicas."

Já o insucesso depende menos da falta de talento do que de outros fatores. Destaca os seguintes: *falta de dedicação* ("não conheço ninguém de sucesso que não tenha se dedicado intensamente ao seu trabalho", *dispersão* ("muitos objetivos ao mesmo tempo não podem ser atingidos"); "*objetivos fantasiosos* são outra causa de insucesso"; "*esperar o reconhecimento alheio* é uma forma de vaidade e o caminho seguro para o insucesso".

Em suma, o livro do Prof. Protásio merece um lugar na estante dos estudantes de medicina.

Cartas a um jovem cirurgião: perseverança, disciplina e alegria

O livro *Cartas a um Jovem Cirurgião*,[1] do Dr. Ivo Pitanguy, é de leitura agradável e rico em ensinamentos.

Todos conhecemos o Dr. Ivo Pitanguy, cirurgião plástico laureado internacionalmente pelas inúmeras técnicas cirúrgicas descritas na obra *Plastic Surgery of the Head and Body*, premiada na feira do livro de Frankfurt, o que nada mais é do que uma verdadeira consagração mundial.

Os dez capítulos do livro merecem ser lidos com toda a atenção, mas destaco dois: *Relação Médico-Paciente*, tema por mim abordado em várias cartas, e *A Procura da Beleza*, no qual analisa a influência da mídia no estabelecimento de tipos de beleza, atualmente representados por jovens magérrimas (anoréxicas!), sempre associadas à venda de juventude, sucesso, *status*, alegria, vida livre e bem-estar. "Pode-se interpretar a mensagem da mídia", comenta Pitanguy, "como uma busca, sempre infrutífera, da "pílula da juventude", sempre presente no imaginário de homens e mulheres, em todas as épocas".

---

[1]Pitanguy, I. *Cartas a um Jovem Cirurgião*. Editora Campus, 2009.

Antes de tudo, quero destacar o subtítulo do livro: *Perseverança, Disciplina e Alegria*. *Perseverança* e *disciplina* andam sempre juntas, e o sucesso de qualquer médico depende dessas qualidades. A vida do Dr. Ivo Pitanguy é um bom exemplo do que ele conta com humildade ao abordar sua trajetória profissional, desde a graduação na Faculdade de Medicina da Universidade Federal do Rio de Janeiro, em 1946. Já a *alegria* me deixou intrigado. Descobri a sua explicação em alguns trechos do último capítulo, intitulado *Carta ao Jovem Cirurgião*.

Diz o Dr. Ivo Pitanguy:

"Sempre procurei harmonizar minha vida comprometida com cirurgias, atendimento no consultório, conferências, sem abrir mão totalmente de meus outros interesses. Principalmente do prazer de viver... O meu amor pela literatura, pelo esporte, pelas artes e pela natureza sempre me levaram a buscar a arte de esticar o tempo. [...] O prazer faz parte da vida, a dor é que não faz [*Acrescenta ele na mesma linha de pensamento*]. Mais nobre ainda do que a procura de sua verdade é nunca deixar de buscá-la, continuar neste processo até o fim, vivê-lo com grande alegria e intensidade [*Conclui de modo precioso*]."

No capítulo sobre a relação médico-paciente, vou buscar alguns ensinamentos, transcrevendo o "pensamento estético" do Dr. Ivo Pitanguy, ao tratar deste tema na área da cirurgia plástica:

"Como o pintor prepara sua tela, suas tintas e o escultor sua pedra, o cirurgião plástico deve preparar o ser humano antes de nele intervir. A avaliação da arquitetura corporal complementa-se através de uma percepção lúdica do indivíduo e de seus anseios. Na busca de criar a beleza exterior, o cirurgião deve procurar captar a essência de seu paciente."

Sua consideração final aplica-se a qualquer ramo da medicina:

"O trabalho do cirurgião plástico não seria completo se orientado apenas por uma mentalidade técnica sem a preocupação em compreender os motivos que levaram um paciente a procurá-lo."

Em outro momento, o Dr. Ivo Pitanguy afirma que "é preciso ter a consciência de que cada paciente é único e, para cada um, uma solução deverá ser aplicada e, não raro, criada. Esta premissa deve guiar primordialmente a ação do médico". Não preciso dizer que concordo plenamente. Como escrevi em uma das cartas, exerci a profissão médica sem nunca me esquecer de que "as doenças podem ser semelhantes, mas os doentes nunca são exatamente iguais."

Para terminar as considerações sobre a relação médico-paciente, vou reproduzir uma saborosa vivência do Dr. Ivo Pitanguy, na qual seu humor refinado surge radiante. Diz ele:

> "Quando eu era um jovem cirurgião, atendi na emergência do Hospital Souza Aguiar um cidadão cortado por uma navalhada. Enquanto suturava seus tendões, um colega que passava comentou:
>
> – Mas você vai passar o resto da noite atendendo este sujeito? Você não sabe que se trata de um famoso batedor de carteira? [*perguntou meu colega, de personalidade um tanto limitada*]
>
> – Não cabe ao médico julgar o paciente [*retruquei*].
>
> Ao terminar o trabalho disse ao homem:
>
> – Agora, vou tirar minha máscara. Assim você reconhecerá o meu rosto e não irá atrás da minha carteira.
>
> – Doutor, levo minha profissão tão a sério quanto o senhor. Nunca olho a cara de meus clientes!"

Ao terminar seu relato, o Dr. Ivo Pitanguy não perde a oportunidade de fazer um comentário sarcástico, certamente lembrando-se das estrelas da televisão e dos seus clientes da alta burguesia: "Considero este o meu primeiro encontro com um paciente famoso!"

Outras histórias e preciosas lições eu poderia destacar do livro do Dr. Pitanguy, mas vou terminar esta carta com as palavras finais de seu livro:

> "Você certamente colherá o que for semeado. Não cultive a inveja, o ódio, vá adiante com sua própria força. Certa vez, li

uma poesia francesa que dizia o seguinte: Quando você nasceu, você chorava e todos sorriam. Conduza sua vida de tal forma que, ao morrer, você sorria e todos a seu lado chorem. No fim, o importante não é estarmos ou não neste mundo, mas as referências que deixamos, um legado, uma verdade, uma vontade, uma partilha para que possam ser envolvidos pelo conhecimento universal."

Qualquer médico, por mais simples que seja seu trabalho, poderá deixar um legado, não importa que tome conhecimento dele ou que o receba inesperadamente em algum momento de sua vida. No mínimo, uma pequena estrela brilhará no céu para ele.

Cenas médicas: uma introdução à história da medicina

Sobre Moacyr Scliar nada preciso dizer. Médico sanitarista, aliou às suas atividades médicas uma vitoriosa carreira literária com cerca de 70 livros publicados em vários gêneros, muitos deles traduzidos em cerca de 20 países.

Uma parte de sua obra tem forte presença de médicos e da medicina. No livro *Cenas Médicas: uma Introdução à História da Medicina*,[1] adquire sabor especial a narração paralela de duas trajetórias: a da própria medicina, na luta contra o sofrimento, a doença e a morte, e o caminho seguido por um estudante de medicina – ele próprio – quando fez o curso de medicina em Porto Alegre na década de 1960.

Ao percorrer a história da medicina, entremeia-a com uma arguta interpretação dos fatos.

"A doença não é só um processo orgânico, é uma experiência existencial", afirmou Moacyr Scliar, com o que concordo inteiramente, pois nunca tive dúvida de que *estar doente* e *sentir-se doente* são duas situações com muitas diferenças entre si. Talvez a diferença

---

[1] Scliar, M. *Cenas Médicas: uma Introdução à História da Medicina*. Artes e Ofícios Editora, 1987.

mais importante seja a proposta por ele, ou seja, a "doença é um processo orgânico" e "sentir-se doente uma experiência existencial". Cada um de nós sente à sua maneira a mesma doença. Isso é um conhecimento indispensável para bem cuidar de pacientes. O médico que quer padronizar rigorosamente os esquemas de tratamento não terá tanto sucesso como o que personaliza cada proposta terapêutica, adaptando para o doente que tem à sua frente, as técnicas e os medicamentos necessários ou disponíveis.

Outro bom exemplo de Moacyr Scliar é sua comparação entre a história da humanidade e a das pessoas, em que a patologia é vista como parte da mitologia, expressando-se assim: "Doenças e acidentes são consideradas obras de demônios, de espíritos malignos, muitas vezes invocados por inimigos". Nos primórdios da humanidade e nas sociedades primitivas quem cuidava dos pacientes eram os feiticeiros, xamãs, curandeiros que atuavam pedindo a intervenção de divindades que habitam este mundo mágico. Na verdade, este componente mágico ainda não desapareceu da medicina, permanecendo vivo ao lado das práticas mais racionais.

Ao abordar a história das doenças mentais, faz uma inteligente aproximação entre as ideias humanistas do Renascimento e o popular tratado de caça às bruxas que tem o curioso título de *Malleus malificarum* (*Martelo dos malefícios*), fruto da inquisição, assim como a influência da Revolução Francesa que resultou, por meio da ação de Philippe Pinel, na libertação dos doentes mentais, até então aprisionados e submetidos a torturas nas cadeias em que ficavam aprisionados, ainda que sob a forma de celas acolchoadas.

Inúmeros outros exemplos eu poderia transcrever, mas quero terminar esta carta citando um trecho que está no final do *Cenas Médicas*, no qual ele cita passagens do seu discurso pronunciado na colação de grau:

> "O médico tem um lugar definido na luta pela emancipação social e econômica de nosso povo. Seu lugar é ao lado dos operários, dos camponeses, dos estudantes, dos profissionais

liberais, dos industriais, dos intelectuais, dos comerciantes, de todos que lutam por um Brasil livre do subdesenvolvimento e da exploração."

Talvez, eu acrescentasse que o médico não pode ceder a ninguém seu lugar de representante da população em qualquer cenário em que se discutir o processo saúde-doença, seja no cuidado aos doentes, sejam medidas preventivas.

56

Doença como metáfora

A obra de Susan Sontag inclui romances, teatro e ensaios. Três deles – *Doença como Metáfora*, *AIDS e suas Metáforas* e *Diante da Dor dos Outros* – estão relacionados com doenças e doentes.

O ensaio mais conhecido, com tradução em cerca de 30 línguas, foi publicado em 1978, sob o título *Illness as Metaphor*, nos EUA; no Brasil, a tradução foi intitulada *A Doença como Metáfora*.[1]

É uma obra bastante complexa, a refletir a arguta inteligência associada à ampla cultura da autora. São extensos e profundos os conhecimentos de Sontag, que não era médica, mas muita coisa sabia sobre a história da medicina, e sobre a própria medicina, especialmente doenças infecciosas e câncer.

O que primeiro chamou minha atenção foi seu talento literário, expresso na maneira como conseguiu fazer uma trama, tal como em um romance, com ingredientes de patologia e de história, com suas imbricações sociais, culturais, antropológicas, psicológicas, tanto ao abordar a tuberculose, como a sífilis, o câncer e a AIDS.

---

[1]Sontag, S. *A Doença como Metáfora.* Editora Schwarcz, 2007.

Cartas aos Estudantes de Medicina

Sua motivação para enveredar por este campo foi um câncer de mama que mudou sua vida e despertou seu interesse pelo estudo do processo saúde-doença e suas inúmeras ramificações.

Sontag não raciocina linearmente. Muito antes de Edgar Morin,[2] que criou a teoria da complexidade, ela procura ver, e consegue isso de maneira límpida e com muita clareza, a doença em seus múltiplos aspectos, em toda a sua complexidade. Isso torna a leitura deste livro – A Doença como Metáfora – uma fonte inesgotável de lições que não se encontram nos livros de medicina.

O significado metafórico das doenças inclui tudo que não está nos limites biológicos – aspectos antropológicos, históricos, mitológicos, sociais, culturais, econômicos, políticos –, que fazem o processo saúde-doença completamente diferente de tudo.

Se eu quisesse usar a tradicional linguagem médica diria que Susan Sontag faz uma revisão integrativa ou sistemática de conhecimentos científicos, literários, históricos, religiosos, socioculturais, musicais, pictóricos, relacionando-os entre si com talento e erudição de tal modo que é impossível resumi-los em uma carta.

Quero destacar, contudo, a abordagem em que procura relacionar a cura das doenças às emoções e aos sentimentos, ao caráter e à vida espiritual do doente. Não faz divagações teóricas. Tudo que escreve é um reflexo de suas vivências a partir do dia em que recebeu a informação de que um câncer "nascera" em um de seus seios. É Sontag que usa a expressão "nascer" para relatar o aparecimento de um conjunto de células que adquiriu vida própria e saiu do controle de seu corpo original e de seu espírito.

Um pequeno trecho da introdução de seu ensaio torna possível compreender o que quero dizer:

"A doença é a zona noturna da vida, uma cidadania mais onerosa. Todos que nascem têm dupla cidadania, no reino dos

_____
[2]Morin, E. Introdução ao Pensamento Complexo. Ed. Sulina, 2006.

sãos e no reino dos doentes. Apesar de todos preferirmos só usar o passaporte bom, mais cedo ou mais tarde nos vemos obrigados, pelo menos por um período, a nos identificarmos como cidadãos deste outro lugar. Quero analisar não como é de fato emigrar para o reino dos doentes e lá viver, mas as fantasias sentimentais ou punitivas engendradas em torno desta situação. Meu tema não é a doença física em si, mas os usos da doença como figura ou metáfora. É quase impossível fixar residência no reino dos doentes sem ter sido influenciado pelas metáforas lúgubres com que esse reino foi pintado."

Inúmeros temas abordados em outras cartas – falar a verdade, o tabu da morte, a doença como castigo, mudanças de comportamento – são analisados por Sontag de maneira profunda e erudita, ilustrados com exemplos tirados de obras literárias.

Conclui, dizendo: "Dedico esta investigação a uma elucidação de tais metáforas e à libertação do seu jogo". Não tenho a pretensão de elucidá-las, mas apenas motivar os que desejam ser médicos.

Acredito que a leitura do livro *A Doença como Metáfora* pode ajudar os estudantes de medicina a compreender melhor os pacientes. Mais ainda: a relação com os pacientes poderá adquirir mais qualidade se aplicarmos os ensinamentos de Susan Sontag.

AIDS e suas metáforas

Em carta anterior comentei o ensaio mais conhecido de Susan Sontag, *A Doença como Metáfora* – escrito em 1977-1978, a partir de suas vivências na luta contra um câncer de mama. Dez anos depois, em 1988-1989, escreveu o ensaio *AIDS e suas Metáforas*, fruto de suas argutas observações sobre o que estava acontecendo com as pessoas que se contaminaram com o HIV.

No início deste ensaio, diz ela:

> "Relendo agora meu livro A Doença como Metáfora, entendo melhor o sentido com que usei a palavra metáfora que consiste em dar a uma coisa o nome de outra. Dizer que uma coisa é ou parece outra que não é ela mesma, é uma operação mental tão antiga quanto a filosofia e a poesia, e é a origem da maioria dos tipos de saber – inclusive o científico – e de expressividade. Sem dúvida, é impossível pensar sem metáforas!"

Sua maneira de pensar, profunda e abrangente, descobre na literatura a história das doenças que despertaram a imaginação de muitos povos, em particular a sífilis, a tuberculose e o câncer. Mais recentemente, a AIDS veio se juntar a estas, criando em torno delas significados que não eram a doença em si, mas o que pensaram os doentes que a tinham. "Como era previsível", escreve Sontag, "em se tratando de uma doença não conhecida, além de resistente a tratamentos, o advento desta nova e terrível doença proporcionou uma excelente oportunidade para a sua metaforização."

A comparação entre a sífilis, a lepra (é a denominação usada por Sontag), o câncer e a AIDS, do ponto de vista biológico, é uma magnífica aula de biologia celular, cujas raízes ela busca nas ideias de Virchow, a quem cabe a primazia de propor a teoria celular para as doenças.

O fato de a epidemia de AIDS, em um primeiro momento, ter atingido principalmente os homossexuais masculinos nos EUA deu origem a "uma nova comunidade dos que viveram uma experiência que os isolava, além de serem vítimas de preconceitos, discriminações e até perseguições".

A essência da metáfora foi a transmissão sexual da doença que passou a ser encarada como uma calamidade da qual a própria vítima é a culpada. A AIDS ainda é vista como uma doença originada em excessos sexuais, mas também pela perversão sexual. Isso se aplicou à sífilis, já que não apenas a promiscuidade é considerada perigosa, porém, mais ainda, por ser determinada por uma prática sexual considerada antinatural.

A AIDS deu origem a fobias e temores que transformaram os pacientes em vítimas e em agentes perigosos para os que não pertenciam à comunidade deles.

O símbolo desta metáfora foi a expressão *peste gay*, usada pelos meios de comunicação quando deram as primeiras notícias sobre a nova epidemia. Os médicos, ou melhor, grande parte dos médicos também pensou assim. Não foram poucos os que se recusaram a cuidar destes pacientes, tal como fizeram muitos médicos do início do século passado em relação à tuberculose.

Susan Sontag captou toda a extensão do significado metafórico da AIDS, quando escreveu:

> "Se a doença é o maior sofrimento, o maior sofrimento do doente é a solidão; quando o caráter infeccioso da doença impede a vinda daqueles que poderiam ajudar; mesmo o médico mal ousa vir. É uma proscrição, uma excomunhão para o paciente."

O significado cultural da peste – *peste gay*, no caso da AIDS – é a maneira pela qual a epidemia desta virose foi, a princípio, compreendida. Curiosamente, a AIDS passou a ocupar um lugar ao lado do câncer, com uma diferença fundamental: a AIDS, além de causar sofrimento físico, tal como o câncer, provoca sofrimento moral. Os familiares têm piedade do paciente com câncer. Do paciente com AIDS, eles têm vergonha.

Estes ensaios – *AIDS e suas Metáforas* – escritos há mais de 20 anos, quase no início desta epidemia, expressam o pensamento refinado de Susan Sontag e sua perspicácia para perceber significados. Por isso, merecem ser lidos por todos que querem aprender a cuidar de doentes.

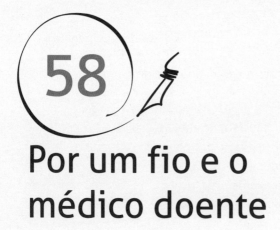

Por um fio e o médico doente

Entre os muitos livros, nos quais os médicos descrevem as vivências que mais marcaram sua vida profissional, nenhum deles se compara a *Por um Fio*,[1] de Drauzio Varella.

Ao mesmo tempo que demonstra competência como oncologista – aliás, um dos primeiros especialistas brasileiros nesta área –, Varella exibe uma refinada sensibilidade diante dos dramas humanos.

É, sem dúvida, um grande comunicador, qualidade demonstrada desde estudante, quando foi professor do famoso Objetivo. Suas reportagens na televisão têm excelente conteúdo e são transmitidas com clareza, bom humor, vivacidade. Ser caricaturado em um programa humorístico é a maior consagração que pode receber um intelectual, um artista ou um apresentador. Varella foi transformado em personagem no programa *Casseta e Planeta* com muita graça e propriedade. Ele deve ter ficado orgulhoso disso!

Emocionei-me, à beira das lágrimas, com muitas histórias contadas por ele; algumas delas me fizeram reviver momentos parecidos, vivenciados por mim, em minha prática médica. Em outros episódios

---
[1]Varella, D. *Por um Fio*. Companhia das Letras, 2004.

Cartas aos Estudantes de Medicina

ri sozinho sem medo de pensarem que estou ficando doido. Mais que tudo isso, senti grande alegria ao me identificar com um "colega" que exerce a profissão médica como eu procurei fazer, sem receio de ser humilde diante das limitações da medicina, sem otimismo exagerado e sem o travo amargo da decepção quando o tratamento é um fracasso. Também fiquei feliz em compartilhar com ele seus momentos de sucesso.

Estou de acordo com Drauzio Varella em "quase tudo", a começar por uma afirmativa na primeira página do livro:

> "No começo da carreira imaginei que, se ficasse atento às reações dos que vivem seus momentos finais, compreenderia melhor o 'sentido da vida'. No mínimo aprenderia a enfrentar meus últimos dias sem pânico, se porventura me fosse concedido o privilégio de pressenti-los. Com o tempo percebi a ingenuidade de tal expectativa: supor que, por imitação ou aprendizado, seja possível encarar com serenidade a contradição entre a vida e minha morte é pretensão descabida. Não me refiro à morte de estranhos nem à de entes queridos, evidências que só nos deixam a alternativa da resignação, mas à minha morte, evento único, definitivo. No exercício da profissão aprendi que a reação individual diante da possibilidade concreta de morte é complexa, contraditória e imprevisível; impossível compartilhá-la em sua plenitude."

Não demorou a ser posto à prova do que escreveu, como se pode ver em outro livro seu, *Médico Doente*,[2] no qual descreve sua própria experiência como doente, acometido de febre amarela contraída em uma de suas viagens à Amazônia e que o levara às portas da morte.

Ao ler suas palavras deu-me vontade de respondê-las em um diálogo imaginário:

– Qual o sentido da vida?

---

[2]Varella, D. *Médico Doente*. Editora Cia das Letras, 2007.

– O sentido da vida é a própria vida...

– Como assim?

– Na vida está tudo contido: desde a fecundação, quando um imprevisível espermatozoide alcança um óvulo e nele penetra, até o último suspiro.

– Ah! Estou de acordo. Aliás, em uma das vivências que relatei fiz conjecturas sobre o que vem antes do espermatozoide que na verdade é apenas o elo intermediário entre o início de minha vida e o que vem depois de minha morte.

– Com este tipo de raciocínio estamos perto do conceito de eternidade...

– Conceito puramente materialista, diga-se de passagem!

– Não tem importância se é materialista ou espiritualista. Em se tratando da eternidade qual a diferença?

– Você sabe: é a existência de uma alma, algo que nada tem a ver com a matéria.

– Você leu em um dos meus livros que eu não tenho religião, mas tenho o maior respeito e até um pouco de inveja das pessoas religiosas que proclamam ser movidas por fé que pode ser em qualquer forma divina.

– Compartilho com você do respeito e da inveja. Mas vamos voltar ao início da conversa: o que tem a ver o "sentido da vida" com o exercício da profissão médica?

– Tem tudo a ver. O médico que tem respeito pela vida sabe dar valor ao seu trabalho porque a doença põe em risco este bem maior que é a vida em si. Assim pensando, tudo que ele fizer deve ficar subordinado a princípios éticos. Os conhecimentos técnicos são importantes para se exercer com competência a medicina, mas não são a essência da medicina.

– Estamos de pleno acordo!

Cartas aos Estudantes de Medicina

Termino esta carta recomendando que se leiam com atenção e releiam com mais atenção ainda as histórias contadas por Drauzio Varella. Elas nos divertem, emocionam e nos ensinam muita coisa que permitem ver o outro lado da medicina – o lado humano –, exatamente o lado para o qual desejo despertar seu interesse.

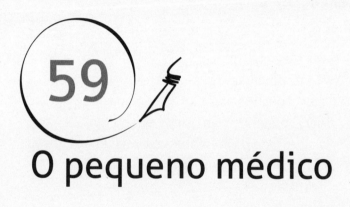

59
O pequeno médico

O livro *O Pequeno Médico*,[1] de Graziela Gilioli, é o relato sobre o período de sofrimento e angústia que viveu a mãe de Alexandre, um garoto de 12 anos que teve sua vida precocemente interrompida por um câncer da suprarrenal. Este livro é uma preciosidade.

Graziela Gilioli, a partir de experiência vivida como mãe, nos faz compartilhar momentos plenos de emoção ao acompanhar, durante 2 anos, o que aconteceu no "mundo das doenças", para utilizar a expressão de Susan Sontag, no qual seu filho passa a habitar, convivendo com médicos, enfermeiros, fisioterapeutas, nutricionistas.

O título do livro – *O Pequeno Médico* – justifica-se plenamente, pela maneira como o "pequeno doente" encarou fatos e pessoas com os quais entrou em contato em consultórios, quartos de hospitais, salas cirúrgicas, UTIs, salas de espera. Seus comentários e observações mostram uma serenidade que só pode ser a expressão de uma pessoa especial, de um espírito profundamente evoluído, de quem podemos aprender belas lições para mais bem cuidarmos de nossos pacientes.

---
[1]Gilioli, G. *O Pequeno Médico*. Clio Editora, 2007.

Cartas aos Estudantes de Medicina

A dificuldade para encarar as limitações da medicina, percebeu claramente a mãe de Alexandre, modifica o comportamento dos médicos, muitos deles mostrando-se incapazes de compartilhar com o doente e a família os momentos em que mais necessitam deles.

A autora desabafa em determinado momento: "A sensação de abandono é grande. De repente, você está em um cubículo com seu filho desacordado, com vizinhos em outros cubículos em situações tão tristes ou mais do que a sua". Referindo-se aos médicos na fase final da doença do seu filho: "Os médicos não parecem pessoas, ficam distantes, não arriscam nenhuma fala como já antevendo alguma ação judicial e se precavendo de que nada se volte contra eles; então, são quase que monossilábicos. Ficam na defensiva". "Mas, nestes momentos", diz ela, "as enfermeiras, ao contrário, se humanizam mais ainda".

Vale a pena incluir este pequeno livro – apenas 143 páginas – ao lado dos volumosos tratados de medicina. Nele há preciosos ensinamentos sobre o lado humano da medicina, visto da perspectiva de um menino e de uma mãe. O menino, pela sua sabedoria, merece o título de *Pequeno Médico*.

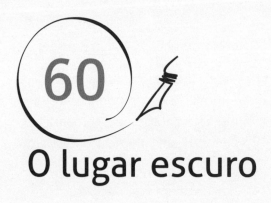

O lugar escuro

O *Lugar Escuro*,[1] de Heloisa Seixas, é o relato corajoso de uma filha que acompanhou por alguns anos a mãe com doença de Alzheimer.

Heloisa Seixas, romancista, contista e cronista, foi capaz de criar uma narrativa de grande beleza literária, ao mesmo tempo que descrevia os sintomas e a evolução da doença de Alzheimer com mais clareza do que em qualquer livro de medicina.

Neste magnífico livro, que tem um subtítulo muito adequado – *Uma História de Sensibilidade* –, é possível compreender melhor as relações de um doente com seus familiares. Neste relato, o familiar é representado por uma filha que teve com a mãe uma relação conflituosa, que se acentuou ao eclodirem as alterações mentais que acompanharam esta terrível e enigmática doença.

Os médicos conhecem quase nada – e poucos se interessam em conhecer mais – das relações entre os doentes e os familiares. Nos rápidos contatos que têm com a família, quase sempre se restringem a prestar informações "técnicas" sobre a doença e o tratamento, mal sabendo eles que as relações entre o paciente e os familiares podem

---
[1] Seixas, H. *O Lugar Escuro*. Editora Objetiva, 2007.

ser a causa do sucesso ou do fracasso do tratamento proposto ou realizado por ele.

Curiosamente, Heloisa Seixas quase nada registra sobre os médicos que cuidaram de sua mãe. A primeira referência que faz restringe-se ao diagnóstico de "depressão" e a prescrição de um "antidepressivo", com o qual sua mãe obteve "bons resultados", voltando a se comportar de "forma natural, mas não por muito tempo".

O aspecto que merece mais destaque no seu relato é a repercussão sobre as pessoas, principalmente os familiares, quando cuidam de um doente com transtornos mentais. Heloisa Seixas descreve com vivacidade um episódio em que ela própria "se sentiu estar morrendo", após longa convivência com a mãe. Pergunta, angustiada: "Que doença era aquela? Havia dentro de mim algo que eu desconhecia." Começou aí sua *via crucis*:

> "Fui ao clínico geral, ao otorrinolaringologista, ao ginecologista... Jamais soube o que houve comigo. Síndrome do pânico? É uma manifestação frequente em pessoas da família de um paciente e que passam à condição de cuidadores. É parecido com a síndrome de *burnout* a que estão sujeitos os profissionais da saúde que trabalham com pacientes graves ou com comprometimento mental."

Na verdade, o que ela sofreu foi consequência do estresse a que ficam submetidos os "cuidadores".

Por tudo isso, além de outras abordagens, o livro *O Lugar Escuro* merece um lugar na estante de livros dos estudantes de medicina, pois pode ajudá-los a compreender o papel da família nas complexas relações do médico com o paciente.

61

O filho eterno

No livro *O Filho Eterno*,[1] Cristovão Tezza desenvolve um tema de grande relevância para se conhecer o lado humano da medicina.

Não se trata apenas do relato de vivência de um pai com o filho que nasce com mongolismo, hoje denominado síndrome de Down. É uma obra literária de grande vigor: duas tramas se entrelaçam, ora frouxamente alinhavadas, ora tecidas em trama apertada, unindo o passado do pai com o presente do filho. Um tema fascinante abordado com maestria pelo autor.

Cristovão Tezza foi um jovem marcado pelo movimento *hippie*, sofreu os efeitos da repressão da ditadura, "apenas por sonhar", como diz ele, "com justiça social e outras ideias taxadas de esquerdistas".

Descreve inúmeros e significativos episódios nos quais mostra o estranhamento e o impacto que é receber a notícia de que o filho nasceu com uma anomalia genética que vai marcá-lo de maneira profunda, física e mentalmente, para o resto da vida.

Chamaram minha atenção as pouquíssimas referências à sua mulher, como se somente ele – o pai – tenha entrado no mundo

---

[1]Tezza, C. *O Filho Eterno*. Editora Record, 2007.

daquele filho. Aliás, o mais frequente é tudo recair sobre os ombros da mãe. Por dedicar-se inteiramente ao filho, o casamento acaba, e a mãe, quase sempre, cuida dele sozinha. Neste caso, aconteceu o contrário.

O momento em que o obstetra e o pediatra entram no quarto para dar a notícia, vale a pena ser transcrito, pela ótima lição que se pode tirar do episódio:

> "Súbito, a porta se abre e entram os dois médicos, o pediatra e o obstetra, e um deles tem um pacote na mão. Estão surpreendentemente sérios, absurdamente sérios, pesados, para um momento tão feliz – parecem militares... Todos se imobilizam – uma tensão elétrica, brutal, paralisante, perpassa as almas, enquanto um dos médicos desenrola a criança sobre a cama."

Aí então, passam a descrever friamente, nos mínimos detalhes, os sinais que justificam o diagnóstico da síndrome de Down.

A partir daquele momento podemos acompanhar as etapas pelas quais passam, pai e mãe, ao receber a terrível notícia. A primeira é a negação, representada pela busca de um culpado, pelo sentimento de estar recebendo um castigo, seguida da lenta aceitação da triste realidade, a incansável busca de uma solução, tudo isso relatado com profunda emoção e coragem.

Um aspecto de grande interesse é o relato das atitudes dos médicos com os quais o pai passa a conviver. A frieza de alguns médicos é recebida por ele como "agulhadas silenciosas na alma."

Mas, com o passar do tempo, vão nascendo laços especiais com aquele filho. Há momentos de esperança, intercalados de apreensão, de medo do futuro. Vai descobrindo interesses inusitados, a partir dos quais cria mecanismos de relacionamento com o filho. Entre eles, o futebol e o computador!

Tudo isso é um bom motivo para se ter este livro ao lado dos tradicionais livros-textos indicados pelos professores.

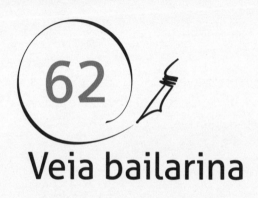

Veia bailarina

O livro *Veia Bailarina*,[1] de Ignácio de Loyola Brandão, é um relato bem-humorado de um paciente – o autor do livro – que um dia recebeu o diagnóstico de aneurisma cerebral. Diz que:

> "Tudo começou, com tonturas leves, aí disse para mim mesmo: Tenho uma labirintite inocente. Então não sei me diagnosticar? Todo mundo sabe! Mas os meses passaram e as tonturas retornaram. Nem me incomodavam tanto, porém intrigado, para me desobrigar, ter a consciência limpa, fui ao Ophir, meu médico."

Neste ponto, Ignácio de Loyola faz um comentário que vem ao encontro sobre o que penso acerca da necessidade de se ter um médico de confiança. Escreve: "Ainda bem que existe o clínico que o examina e sabe tudo sobre você, sua família e seus antepassados. É uma classe que está retornando." Seu médico, por certo um clínico competente, logo percebeu a necessidade de uma investigação detalhada. Talvez, se posso até fazer uma grosseira comparação, o Dr. Ophir tenha raciocinado como um velho tio meu que me disse, certa vez, ao se consultar comigo, após ter uma crise vertiginosa: "Meu filho", ele tinha direito de

---
[1] Brandão, IL. *Veia Bailarina*. Editora Global, 2008.

me tratar assim, "tontura em homem é perigoso. Em mulher não é não. Toda mulher vive falando que está com tontura!" Não sei de onde ele tirou esta observação, mas ela tem um fundo de verdade. Pois bem, após a consulta com um neurologista, a realização de tomografia computadorizada e uma ressonância magnética, veio o "veredito".

Usou este "termo" – *veredito* – para o diagnóstico que constava do laudo da ressonância. A partir daí passou a ser orientado pelo seu médico, os demais eram apenas auxiliares do Dr. Ophir. É assim que deve ser. Dr. Ophir exerceu o papel de médico assistente, figura que precisa entrar no lugar do antigo médico de família.

É muito interessante a descrição que Ignácio de Loyola fez de seu processo de estar doente, ou melhor, de sentir-se doente, mesmo com poucos sintomas. "Afinal", diz ele, "um aneurisma cerebral era uma constante ameaça de morte que faz nascer um outro mundo só possível de ser conhecido de verdade por quem viveu nele – o mundo interior de sentir-se doente, de ter medo de morrer, de mudar a maneira de viver." Descreve com humor, em uma linguagem simples e agradável, quase coloquial, e consegue transmitir suas apreensões, suas expectativas, as relações com recepcionistas, enfermeiros, técnicos, médicos, amigos, colegas, familiares, enfim, tudo o que acontece com ele a partir do momento em que passa a desempenhar o papel de doente. No entremeio, conta histórias de sua vida, muitas delas exemplificadas com relatos de filmes. Aliás, declara abertamente sua paixão pelo cinema e demonstra ser um grande conhecedor da técnica e da arte cinematográfica.

Para concluir este breve comentário, não posso deixar de me referir ao episódio que serviu de inspiração para o título do livro: uma auxiliar de enfermagem aproxima-se do paciente, sorridente e delicada, e comunica-lhe que vai coletar sangue para um exame. Tenta uma vez, não consegue, tenta outra vez, nada. Aí ela proclama: "que azar, esta é uma veia bailarina!" Desiste e vai em busca de socorro. Volta com uma enfermeira experiente que, sem dificuldade, em um gesto certeiro, consegue puncionar a veia que "dançava" ora para um lado ora para outro, toda vez que a jovem tentava espetá-la. Sem dúvida, era uma veia bailarina!

Vale a pena ler este livro de Ignácio Loyola de Brandão, autor de extensa obra que inclui crônicas, contos, biografias, documentários e romances. Em *Veia Bailarina*, uma narrativa pessoal, há de tudo, mas, para os estudantes de medicina, pode ser considerada uma grande lição, a mostrar como os pacientes veem os médicos e demais profissionais da saúde quando deles precisam. Mostra também a possibilidade de retorno da figura do médico que cuida do doente como pessoa, um verdadeiro médico assistente.

63

Os médicos, os advogados e os engenheiros como pacientes

O livro *O Médico como Paciente*,[1] de Alexandrina Maria Augusta da Silva Meleiro, publicado pela Lemos Editorial, em 2001, é o resultado de uma tese de doutorado defendida na Universidade de São Paulo.

Como é habitual em teses da área médica, o livro de Meleiro baseia-se em rigorosas análises estatísticas de 183 pacientes de nível universitário internados no INCOR (Instituto do Coração da Universidade de São Paulo) no período de primeiro de novembro de 1994 a 30 de junho de 1995, sendo 72 advogados, 53 médicos e 58 engenheiros.

O livro é um rico manancial de informações sobre o processo saúde-doença, abordando pacientes, familiares, fatores de risco e outras questões. O denominador comum é a doença arterial coronariana, em suas várias formas de apresentação clínica.

Foi justamente para compreender um pouco mais o comportamento dos médicos ao adoecer que a autora os comparou com os advogados e os engenheiros, com a mesma enfermidade. Para isso, organizou um questionário que abrangia várias questões,

---

[1]Meleiro, AMAS. *O Médico como Paciente*. Lemos Editorial, 2001.

incluindo: uso de nicotina, uso de bebidas alcoólicas, interrupção das atividades profissionais, mudanças na vida ocasionadas pela doença, depressão ocasionada pela doença, ansiedade pelo fato de estar doente, irritação pelo fato de estar doente, medo de sofrer pela doença atual, medo de morrer, sentimento de desamparo, desconforto por estar internado, preocupação em comportar-se como bom paciente, desaprovação sobre a maneira como os médicos conduzem o tratamento, grau de confiança na prescrição da equipe médica, preocupação com os efeitos colaterais, gostar de estar informado sobre a medicação prescrita, automedicação, opinião sobre a enfermagem, possibilidade sobre as pessoas estarem mentindo sobre seu estado atual, avaliação das atitudes do médico para sua melhora.

É fácil deduzir a riqueza de dados coletados destes pacientes, todos de nível universitário, mas com formação profissional bastante diferente uma da outra, fato que vai refletir no papel de doente.

Ao ler este livro, encontrei bons argumentos para discutir questões relacionadas com a adesão ao tratamento. Minha indagação era: qual o valor das informações dadas ao paciente pelo médico, para sua adesão ao tratamento? Aliás, diga-se de passagem, sempre tive dúvida do valor de dar ao paciente detalhadas informações com o objetivo de aumentar sua adesão ao tratamento.

Vou escolher apenas uma questão da tese que é muito importante no que respeita à doença coronariana: o tabagismo. Ao estudar os hábitos dos médicos, *exatamente os profissionais com mais informações sobre os efeitos nocivos da nicotina*, Meleiro verificou que eles eram os mais dependentes, quase em igualdade de condições com os advogados.

Uma pergunta é obvia: há alguma dúvida de que os médicos sejam as pessoas mais bem informadas sobre os malefícios da nicotina? Tantas informações, já disponíveis, não seriam suficientes para motivá-los a não usar tabaco ou a parar de fumar?

Cartas aos Estudantes de Medicina

Para compreender o valor relativo de informações, basta lembrar a técnica para induzir o hábito de fumar. As empresas de publicidade, pagas pela indústria tabágica a peso de ouro, não lançam mão de informações científicas sobre o tabaco, para despertar o desejo de fumar. O que fazem, com muita competência, é apenas motivar as pessoas a adotarem o hábito de fumar. Aí está o *x* da questão: para isso procuram associar o ato de fumar a belas imagens, homens saudáveis, cenas de aventura, lindas mulheres, paisagens deslumbrantes.

Por que as campanhas de combate ao fumo não atingem seu objetivo? A resposta é simples: contrapunham-se "informações" contra "motivação". O resultado era o aumento crescente de fumantes! No momento em que se decidiu neutralizar as lindas imagens que induziam ao tabagismo com fotografias de pacientes com enfisema pulmonar, pernas amputadas, envelhecimento facial, e outras condições que comprovam os inevitáveis malefícios dos cigarros, charutos, cachimbos, ou seja, qualquer que seja a maneira de usar tabaco, aí, então, observou-se um declínio no uso de tabaco.

Outro dado interessante da pesquisa, também relacionada com a adesão ao tratamento, surgiu na resposta à questão "seguir à risca a orientação médica". Os engenheiros e os advogados aproximam-se de 100% de adesão, enquanto apenas 50% dos médicos obedecem rigorosamente à prescrição de seus colegas! Quais as razões deste comportamento? Não se pode esquecer de que tradicionalmente os médicos são considerados "pacientes difíceis". Cuidar de médicos doentes ou de seu familiares não é tarefa fácil, todos sabemos. Não conheço uma boa explicação para a resistência dos médicos em seguir a orientação médica.

Para terminar esta carta não quero que fique a impressão de que não se deve dar informações aos pacientes. É nossa obrigação fornecê-las da maneira mais compreensível que pudermos. O que não quer dizer que sejam necessárias minuciosas e profundas explicações de anatomia patológica, fisiopatologia e farmacologia.

Escolher o essencial e transmití-lo de maneira clara, em linguagem simples, este é o segredo da boa informação.

O difícil é despertar a motivação, e para isso não há uma "receita de bolo". O médico deve descobrir algo que seja muito importante para aquele paciente que tem diante de si e, a partir daí, buscar a melhor maneira de motivá-lo.

Infelizmente não é uma tarefa simples motivar um paciente para alterar seu estilo de vida, modificar hábitos alimentares e fazer uso contínuo de medicamentos.

Informar é fácil e há muitas maneiras de fazer isso. O que não temos são técnicas de motivação! Precisamos encontrar maneiras de incluí-las no ensino da medicina, se quisermos conquistar a adesão do paciente às nossas prescrições e orientações.

64

Quem cuida do cuidador?

O livro *Quem Cuida do Cuidador. Uma Proposta para os Profissionais da Saúde*,[1] de Eugênio Paes Campos, merece ser lido não só pelos profissionais da saúde, conforme propõe o autor no subtítulo, mas também pelos estudantes de todos os cursos desta área.

O livro é uma adaptação da sua tese de doutorado, defendida na Pontifícia Universidade Católica do Rio de Janeiro (PUC-Rio).

De início, quero comentar o prefácio escrito pelo Prof. Julio de Melo Filho, que é, na verdade, um precioso ensaio sobre a obra de Winnicott, cujas ideias constituem as bases teóricas da tese de Campos. Por si só, o prefácio merece uma atenta leitura. Além do mais, a análise que faz de Winnicott propicia ao leitor uma compreensão ampla e profunda do livro. Prefácio e obra se completam admiravelmente.

Eugênio Paes Campos, graduado em medicina e psicologia, com vasta experiência na prática médica e na docência, propõe-se a responder à seguinte pergunta: *os membros de um grupo de suporte que cuida de hipertensos podem ser também um grupo de suporte para os próprios membros da equipe?*

---

[1]Campos, EP. *Quem Cuida do Cuidador. Uma Proposta para os Profissionais da Saúde.* Editora Vozes, 2005.

A premissa da qual parte o autor é o impacto do estresse sofrido no trabalho pelos profissionais de saúde, cujas consequências podem culminar na síndrome de *burnout*, a qual afeta sobremaneira aqueles que, em seu trabalho, lidam com pessoas que sofrem, ou estão em risco de vida.

Denomina-se síndrome de *burnout* um estado de "esgotamento psíquico, físico e emocional devido a estresse ocupacional prolongado, manifestado por exaustão emocional, desinteresse pelos pacientes, desânimo, retraimento, distúrbios do sono, sentimento de irrealização profissional, cansaço, irritabilidade, indiferença, insônia, consumo excessivo de álcool, uso de psicofármacos, distúrbios nas relações familiares e deterioração das relações no trabalho com absenteísmo, baixo rendimento, conflitos com os colegas, atitudes defensivas".

Entre os fatores de risco para a síndrome de *burnout* – excesso de trabalho, perfeccionismo, tarefas familiares somadas à sobrecarga de trabalho –, alguns estudos indicam a falta de suporte social como um dos mais importantes.

Aí, então, podemos voltar à tese de Eugênio Paes Campos de que as equipes multidisciplinares podem funcionar como grupo de suporte para pacientes e para os próprios membros da equipe. É uma proposta inovadora que merece atenção.

A base teórica da tese é o conceito winnicottiano de *holding*, o qual se refere ao conjunto de cuidados que a mãe dispensa ao bebê. "Entendo", diz Campos, "que há, aqui, uma ênfase na relação indissociável entre cuidador-cuidado". E este é o ponto: os médicos, os enfermeiros, os psicólogos, os nutricionistas, enfim, todos os profissionais da saúde são "cuidadores", mas precisam também ser "cuidados". No conceito de Winnicott, "cuidar – ser cuidado" é indissociável. A dinâmica do *holding* contempla uma experiência compartilhada e certa interpenetração de papéis, invisível à primeira vista.

Que os pacientes hipertensos, diabéticos, obesos, alcoolistas e outros têm melhores resultados quando participam de grupos de suporte está amplamente demonstrado. O primeiro resultado é o aumento da adesão a qualquer tipo de tratamento, farmacológico e não farmacológico – dietas, exercícios, música, arte. Maior adesão significa melhores resultados.

Por outro lado, a grande contribuição da tese de Eugênio Paes Campos foi demonstrar que uma equipe de saúde, desde que funcionando de maneira adequada – com base no conceito de *holding*, por exemplo – pode ser cuidadora de si mesma.

Neste ponto é oportuno lembrar a observação de que há uma grande diferença entre o "prescrevedor" (ou "prescritor" na linguagem oficial) e o cuidador. No modelo em que o médico trabalha sofrendo "pressão", sob a chibata da produtividade econômica ou assistencial, frequentemente, em um relacionamento apressado e impessoal, ele se considera satisfeito se for um bom "prescrevedor". Mas ele paga um alto preço com a perda de sua saúde!

Por fim, vou transcrever alguns trechos deste magnífico livro de Eugênio Paes Campos:

> "O desafio é fazer com que o encontro dos profissionais de saúde, entre si e com seus pacientes, seja um momento significativo, investido de afeto e do desejo de cuidar – ser cuidado... Isso implica na percepção de que um ambiente acolhedor, afetuoso e empático, vivenciado pela equipe de saúde no seu exercício cotidiano, contribui de maneira decisiva para o enfrentamento das tensões geradas pela prática profissional, desse modo reduzindo a possibilidade de eclosão de doenças e repercutindo diretamente na qualidade e nos resultados dos cuidados proporcionados aos pacientes."

As escolas de medicina cumpririam melhor sua missão se incluíssem em seus objetivos os ensinamentos de Campos. Todos, médicos e pacientes, teriam muito a ganhar!

Seção 2

Comentários e Respostas às Cartas

65 As cartas poderiam ser instituídas como matéria extracurricular, 243

66 Formação médica ajustada para o bem-estar de todos os pacientes, 246

67 Seu livro representa o que todo professor de uma medicina humana gostaria de escrever, 249

68 O livro é para professores e não tem que ter melindres e fricotes!, 250

69 Temos que tocar a melhor música mesmo com a corda do violão arrebentada!, 252

70 Minha sensação é que meu filho acordou, 254

71 Este livro deve ser lido várias vezes durante o curso de medicina, 255

72 A relação médico-paciente se constrói antes do início da entrevista, 256

73 A primeira recepção é que desencadeará uma parceria e um intercâmbio de vivências, 258

74 Quanta semelhança entre os seus pensamentos e os do meu filho, 260

75 "Você está no lugar certo?" e "É esta a profissão que realmente deseja exercer?", 261

76 Nossos pacientes são nossos maiores mestres, 263

77 A realidade não é tão fácil como eu imaginava, 265

78 O peso do significado da doença só ficou claro para mim ao escutar a história, 269

79 Quero olhar nos olhos de cada um dos meus pacientes, 271

80 Por que o exame clínico é insubstituível?, 275

81 Relação médico-paciente: um olhar humano sobre seus pacientes, 276

82 A relação médico-paciente é mais forte na área clínica?, 277

83 Ser moderno não é ser bom em uma técnica, 280

84 Um livro que é mudança e ao mesmo tempo resgate, 281

85 As cartas não poderiam ficar em suas gavetas, 282

86 Receita para alcançar sucesso na medicina, 284

87 Não leio as cartas para estudar, fico lendo por prazer, 286

88 A ética deve mostrar a melhor direção a ser trilhada, 287

89 Não foi o senhor que escolheu a medicina, a medicina que o escolheu, 289

90 Agora vejo a medicina como algo brilhante, 290

91 Vivemos tempos onde o outro é invisível, 291

92 A formação do médico não é apenas técnica, 293

93 Tratar as pessoas como quero ser tratado, 295

94 Algumas cartas ora me acalmaram, ora me inquietaram, 297

95 Lírios, cactos, "comigo-ninguém-pode", 300

96 Não tenho dúvida da transformação em mim..., 302

97 "Calma, pelo menos não levaram seu Porto assinado", 304

As cartas poderiam ser instituídas como matéria extracurricular

Na qualidade de um dos seus alunos mais idosos, tomo a liberdade de comentar a carta *AC = E [MBE + (MBV)²]: uma equação matemática para a arte clínica*. Criação engenhosa, estimuladora e poética – a matemática é poesia e vice-versa. A equação, nascida em parceria com o Prof. Flávio Dantas, poderia ser instituída como matéria no curso médico (pelo menos como extracurricular). Devidamente enfatizada na carta, a equação inclui: ética (ênfase no humanismo, caridade), medicina baseada em evidências (dando sua devida importância, sem supremacia a outros valores) e a vivência médica (com maior peso do que a anterior). A medicina baseada em evidências (estatísticas) tem, como subproduto, as denominadas normas e diretrizes ("*guidelines* é o cacete!", conforme diz Ancelmo Gois, jornalista de *O Globo*). Os mais jovens seriam, então, alertados para o cuidado ao lerem os artigos publicados nos periódicos em geral – inclusive os de relevância internacional – e para assumirem sempre atitude crítica sobre a relevância dos mesmos para os pacientes aos seus cuidados. Isso foi bastante valorizado na equação ao se colocar o termo *vivência* ao quadrado. Em suma, a carta é uma "pérola" que devia ser apreciada não somente pelos estudantes de medicina, mas por todos os médicos, pela essência que traz ao exercício da profissão, representada por uma equação matemática.

Gostaria também de comentar a carta-poema *Para ser médico, sê inteiro!*.

Ser pleno e fornecer o melhor naquilo que exerce é o mínimo esperado por um profissional, e, assim, a medicina não foge ao padrão. Além disso, é possível afirmar que esta é uma profissão que não tem a margem de erro bem "vista". A plenitude exigida pode ser alcançada por meio da atualização do conhecimento para aprimorar a construção profissional, e pela necessidade de o médico se doar para o paciente. Essa doação não é somente no sentido material, mas a de se ter sensibilidade, pois um profissional deve ser sensível àquilo que investiga, e não reagir de forma mecânica. Inclusive na ação de máquinas possivelmente há a questão de não se ter a opção de ser inteiro, porque o médico tem a capacidade de comandar o ego, enquanto as máquinas simplesmente executam a ação de um programa.

Outra questão que pode estar envolvida nesse assunto de ser completo, ou seja, de ser integral naquilo que se faz, é a percepção de ser único, assim como disse Carlos Drummond de Andrade: "Ninguém é igual a ninguém. Todo ser humano é um estranho ímpar". Portanto, essa singularidade deve ser percebida e também considerada para se colocar em prática o melhor atendimento. Tal atitude pode ser exemplificada desde o acompanhamento até a realização de abordagens mais invasivas. Com relação a se empenhar àquilo que se propôs a fazer, deve-se interpretar que a profissão é uma obrigação, e não um favor, visto que, a partir do momento em que é feita a escolha por ser médico, deve-se lembrar que é necessário usar mais que adereços.

Enfim, esse pensamento, de ser completo, é mais um reflexo da necessidade de uma prática real do cotidiano, porque as pessoas merecem receber um atendimento integral, e não simplesmente em pedaços. E, então, é assim que o indivíduo deixa de tratar o próximo como um "quebra-cabeça", pois o conjunto é muito melhor que o fragmento. Os médicos, dessa forma, devem agir por inteiro e tratar o paciente como o universo que somente a singularidade de cada um permite ser.

José Carlos do Valle
Professor de Oncologia
Membro Titular da Academia Nacional de Medicina

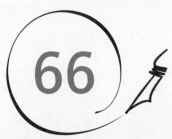

Formação médica ajustada para o bem-estar de todos os pacientes

Professor Porto, li várias vezes seu livro *Cartas aos Estudantes de Medicina*.

Penso que a minha formação médica ainda recebeu as mesmas influências que o senhor teve (ou o resto delas); entretanto, estamos em fase crítica, em que experiência e sabedoria são banalizadas, como se nada valessem diante de informações, regras, ordens, guias que tomam o ser humano como peça, manequim, cenário, cena.

Seu livro indica qual o caminho adequado para ser médico, honrar a pessoa e ajudá-la a sair da agonia.

Os nossos estudantes estão cada vez mais perdidos em virtude de tamanho equívoco sobre a relação médico-paciente, função do médico em si. Unidades de Saúde, Médico de Família, Especialidades, Superespecialistas, Mais Médicos, Os Médicos Estrangeiros são Mais Gentis... Humanização de hospitais, abertura de inúmeras escolas de Medicina sem nenhuma condição de exercício profissional, ministros da educação despreparados para a educação, ausência de controle profissional por órgãos de classe e conselhos...

Talvez fosse necessário que as academias de medicina travassem discussão com os Ministérios da Educação e da Saúde sobre o valor, a importância e o significado da saúde e da vida. A avaliação dos docentes das universidades brasileiras confunde o que é pesquisador e educador com o trabalhador de cada área profissional; e somente valoriza a pesquisa publicada no exterior em detrimento de sessões anatomoclínicas; análise de óbitos, de erros; treinamento em serviço, ensino em ética.

A minha formação foi fundamentada no livro do médico Surós, e nos professores João Galizzi, Caio, Cançado, Campos, Celso Affonso de Oliveira, Chuster, Cid Velloso, Carlos Alberto Faria, Ciro, Sebastião Leal, que sempre reconheceram como pressupostos: a finalidade da medicina é curar as doenças do doente, proteger o saudável e prolongar a vida; ter o máximo esforço para não enganar ou obter vantagens; vestir-se modestamente; evitar bebidas alcoólicas; ser recatado e ter autocontrole; avaliar cuidadosamente o que diz; aperfeiçoar constantemente seus conhecimentos e suas habilidades técnicas; ser cordial e modesto; atentar sempre para o bem-estar do paciente; manter sigilo ao que foi revelado pelo paciente e sua família; não revelar ao paciente sua incurabilidade, caso isso lhe seja prejudicial ou devido a outros afins.

Existem dois livros que seguem a mesma linha de cuidados com a formação médica que o senhor revela: *The Effective Clinician*, de Philip A. Tumulty, e *The Clinical Approach to the Patient*, de William L. Morgan e George L. Engel, que muito me ajudaram também.

Creio que hoje o maior desafio das escolas de medicina e dos futuros médicos seja enfrentar a grosseria que o sistema de saúde, os administradores burocratas, os médicos pedagogos e a indústria quimiofarmacêutica "julgam" ser preciso: número de atendimentos, cura de doença, agilidade no atendimento médico, limpeza de enfermaria e pronto atendimento.

Os estudantes de medicina são muito bem-intencionados, especiais em inteligência e sensibilidade, ávidos por serem médicos competentes, ajuizados, compassivos, esperançosos; mas nossas escolas ainda não sabem transformar toda essa potencialidade em realidade efetiva, cabendo a cada um deles, e dos encontros que conseguem realizar em sua vida estudantil, descobrir a melhor forma de atuarem. Penso que deveríamos realizar esforço coletivo – escolas, sindicatos, associações, conselhos – para atuar de forma decisiva sobre a sintonia fina do sistema de saúde, com a formação médica ajustada para o bem-estar que todos merecem e almejam (inclusive os médicos). Sei que existem algumas particularidades que impedem a obtenção da transformação da esperança de jovens talentosos em médicos efetivos, mas duas são básicas: a ganância de todos os serem humanos e a forma como os docentes são avaliados (trabalhos Qualis 1) os retiram das jornadas com os alunos da graduação e os projetam para a bancada, deixando os discentes ao acaso, com os currículos paralelos, avaliados por regras e normas, cenários e atores.

Enio Pietro Pedroso
Professor da Faculdade de Medicina da
Universidade Federal de Minas Gerais

Seu livro representa o que todo professor de uma medicina humana gostaria de escrever

Seu livro *Cartas aos Estudantes de Medicina* representa o que todo professor de uma medicina humana gostaria de escrever, inclusive pela linguagem agradável, que permite uma leitura fluida e absorvente. Ele representa a experiência de fato vivenciada, que parte da beira do leito para a teoria, e não o inverso, o que tanto tem prejudicado o raciocínio clínico dos jovens, os quais entendem que o paciente tem de se enquadrar na ciência, e não a ciência ser ajustada às individualidades; como se as necessidades clínicas não devessem valorizar as preferências e os valores do paciente.

Parabéns! Aliás, é o que eu esperava pelo conhecimento que tenho da sua *expertise* clínica e sensibilidade humana. Você conseguiu atingir o clímax.

Max Grinberg
Professor da Faculdade de Medicina
da Universidade São Paulo

68
O livro é para professores e não tem que ter melindres e fricotes!

Acabei de ler *Cartas*... Há duas coisas a serem ressaltadas. Uma é que o professor Joffre tem razão demais quando fala que o livro é para professores e não tem que ter melindres e fricotes, já os temos demais! A segunda coisa é que quero lhe dizer de coração: você é um iludido no bom sentido, pois duvido que estudantes se dediquem a ler tão importante obra, ou nós estamos muito exigentes ou os estudantes mudaram muito! Não me iludo com a maioria deles, mas, se um só ler *Cartas*, já valeu.

Preciso te dizer, também, que adorei o livro e me identifico muito com você, sobretudo com suas ideias e leituras (*Groopman and so on*). Seríamos almas gêmeas se não fosse pretensão demais da minha parte e se eu tivesse sido um médico completo, como é seu caso. Acho que falar do que se faz, como você, é melhor do que se saber. "Quem sabe faz, quem não sabe ensina" nunca foi tão verdade.

Como você sabe, estamos em idades em que podemos estar ou não amanhã aqui. Urge que suas ideias atinjam muito mais gente e principalmente estudantes. Aí entra o navegador, ou similar. Proponho que pensemos em uma forma de atingi-los com os próprios instrumentos. Sei muito bem, e bem demais, que nada substitui o relacionamento médico-paciente, mas quem sabe possamos encontrar algo virtual mais próximo que uma folha de papel com um "caso clínico". Pensemos pois.

Você e o Flávio Dantas foram muito benevolentes colocando a MBE na fórmula AC = E [MBE + (MBV)^2]. Entendi que é a "nossa" MBE, e não a dos bayesianos, que querem que façamos o raciocínio clínico com base nas assertivas deles...

Agradeço a oportunidade em que os estudantes nos colocaram na mesma pista...

Pedro Gordan
Professor do curso de Medicina da
Universidade Estadual de Londrina

69
Temos que tocar a melhor música mesmo com a corda do violão arrebentada!

Alegrei-me, com estas suas cartas, como médico, eterno estudante de medicina. Vossa experiência, traduzida como medicina baseada em vivências, nestes tempos áridos, pelos quais nossa bela ciência atravessa, permitiu-me fazer uma comparação com uma situação a qual o senhor descreve, na passagem do Aluno Arrogante, que menospreza o conselho do Mestre.

Se me permite, gostaria de compartilhar uma história semelhante.

Certa ocasião, encontrei um violão, em perfeitas condições, exceto por uma corda arrebentada, e o dei para meu filho. Brincamos muito com esse violão, mas não sabíamos de fato tocá-lo. Certo dia, no aniversário de 6 anos do meu filho, lembrei do violão e fui buscá-lo para a hora de cantar o famoso *parabéns pra você*! Era um aniversário tradicional, feito em casa, com todo o capricho. Todo empolgado com este momento, no auge da festa, inocentemente, pedi a um parente, *expert* em violão, que o tocasse na hora de cantar os parabéns. Mas como ele era "profissional", não gostou da ideia, pois faltava uma corda no violão e justificou-se que tal fato poderia estragar sua "reputação" como músico. Porém, insisti muito, e ele, meio a contragosto, tocou o violão, não como das outras vezes, quando estava com o seu próprio instrumento musical. Fez-se valer mais de sua animação e irreverência, deixando o violão em segundo plano neste momento tão especial.

Moral da história que levei para minha vida profissional: em diversos momentos, nos deparamos com situações na medicina que requerem soluções, porém não contamos com todos os meios necessários, pois nem sempre todos os exames complementares estão disponíveis, nem sempre conseguimos uma interconsulta com o especialista, nem sempre o remédio de primeira escolha está disponível, mas temos que tocar a melhor música, mesmo com a "corda do violão arrebentada", usando a criatividade e a experiência clínica, mesmo desejando que o violão estivesse com todas as cordas e, de preferência, afinado.

Pedro Ronaldo Filho
Professor de Cardiologia

Minha sensação é que meu filho acordou

Foi marcante, para mim e para os meus amados alunos, a sua presença em nossa cidade. Foi bonito, verdadeiro, histórico. Inúmeras foram as famílias que, após o evento, ligaram, mandaram-me *e-mails*, mensagens ou me procuraram para *agradecer* por algo que eu (veja bem, eu... como assim?) havia feito por seu filho quase médico. Ouvi relatos como: "Meu filho viu mais utilidade em uma tarde de convívio com um médico de verdade do que em vários semestres de aulas, aulas e mais aulas. Vi-o devorar, em questão de horas, o livro do professor-médico que o senhor convidou e mais: pediu-me que comprasse um livro desse homem que ele ainda não possuía. A minha sensação, como mãe, é que ele, *acordou*, que viu, de fato, que precisa estudar muito, ser muito, viver muito para *merecer o mesmo título do nobre doutor* que o senhor trouxe à nossa terra".

Professor Celmo, a sua missão é grandiosa! Sempre soube disso, todavia, tive a felicidade de vê-lo de perto, de encher a minha alma de sonhos e esperanças. Vivo disto, professor: vivo de sonhos!

Fernando Beltrão
Professor da Faculdade de Medicina
da Universidade Federal de Pernambuco

Este livro deve ser lido várias vezes durante o curso de medicina

Fiquei muito impressionada e emocionada com o livro *Cartas aos Estudantes de Medicina*, por vários motivos, sendo o primeiro e sensacional é que o senhor consegue colocar tudo o que precisamos passar para os estudantes de medicina em um livro de leitura fácil, rápida e agradável. Em segundo lugar, o fato de o texto ter suscitado em mim a sensação de que já nos conhecíamos, porque, por vezes, deparei com pensamentos semelhantes aos meus (desculpe a minha audácia) e, quando um livro aproxima dessa forma o autor do leitor, é algo espetacular! Parabéns!

Na minha opinião, este livro deve ser lido várias vezes durante o curso de medicina, pois cada ensinamento apresentado seria entendido e assimilado em seu tempo, nas diferentes fases da formação médica.

Essa iniciativa foi muito rica e teria sido imperdoável se tivesse continuado engavetada.

Jussara Khouri
Professora do curso de Medicina
da Universidade Positivo

A relação médico-paciente se constrói antes do início da entrevista

Ser congruente é ser autêntico no encontro com o outro. Isso significa ser verdadeiro, genuíno, estar por inteiro nessa relação. A congruência ocorre quando o pensamento, a linguagem e o comportamento se manifestam em sincronia, emitindo a mesma mensagem. Dessa forma, não se permite que a inautenticidade e a falsidade façam parte dessa relação.

Ouço, diariamente, o discurso sobre a importância da relação médico-paciente (RMP) na construção do sucesso profissional. No entanto, vivencio, na mesma intensidade, o distanciamento entre o discurso e a prática dessa relação. Nesses casos, os profissionais não estão sendo congruentes no encontro com seus pacientes.

Fico muito entristecida quando o discurso da RMP é usado para disfarçar a soberania do saber médico. Será que assim discursa quem valoriza a essência da RMP ou será que o faz porque o sucesso profissional permeia essa relação?

Uma das maiores dificuldades encontradas entre estes dois personagens, médico e paciente, é o diálogo. Para entendermos a importância do diálogo, irei recorrer, brevemente, à teoria da relação dialógica de Richard Hycner, em *De Pessoa a Pessoa – Psicoterapia*

Dialógica. O primeiro passo para o diálogo é o encontro entre duas pessoas, que acontece quando estão envolvidas e disponíveis para o contato. O médico precisa estar aberto, se colocar no lugar do outro sem perder sua própria perspectiva de existência, em uma compreensão empática, aceitando, sem julgamentos, o paciente como ele é. Essas são características essenciais e primordiais de uma relação dialógica que não podem ser simuladas ou dramatizadas.

Um grande estudioso da RMP diz que essa relação é a essência da medicina de excelência e que ela se origina durante a entrevista. A minha experiência me permite dizer que a RMP se constrói antes do início da entrevista. Ela se constrói antes de o paciente responder a quaisquer questionamentos da anamnese. Isso porque a maneira como o paciente é recebido pelo profissional e a forma como se sente acolhido interferem na dinâmica da relação!

Um casal de psicoterapeutas aponta aspectos importantes da relação que vão além do contato pessoa-pessoa, mas que podem influenciar, significativamente, no encontro entre o "ajudador" (médico) e o "ajudado" (paciente). É necessário cuidar do ambiente físico, mantendo a temperatura agradável, dos ruídos e da claridade excessiva, cuidar também da decoração, dispor de água, se necessário, para suprir a sede do paciente.

Não se deixar enganar ao assistir um belo discurso tecnicista, pois apesar da riqueza de detalhes e prestígio científico, o porta-voz dessa mensagem não conseguirá sobreviver apenas com esse discurso. Da mesma forma, o discurso humanista também não é suficiente por si só na sua prática clínica. Pronunciando com maior avidez, ora um ora o outro, mas nunca um só, assim, você poderá ter encontrado o caminho profissional, ser congruente, e o sucesso, apenas uma consequência.

Adriana Assis Carvalho
Professora da Faculdade de Medicina
da Universidade Federal de Goiás

A primeira recepção é que desencadeará uma parceria e um intercâmbio de vivências

Com relação à carta *O que é ser um médico moderno?*, gostaria de fazer algumas considerações.

O mundo globalizado trouxe um crescente desenvolvimento científico e tecnológico, fazendo com que os médicos do século XX dessem mais ênfase ao conhecimento científico, à tecnologia e à competência, diminuindo, assim, o valor dado ao seu caráter e à missão humanitária e social, que é fundamental para o seu compromisso em favor do ser humano.

O médico do mundo moderno tem à sua disposição técnicas de precisão e equipamentos sofisticados em constante aperfeiçoamento, mas que são e serão sempre eficientes apenas como auxiliares na condução do pensamento e raciocínio na busca de um diagnóstico correto para o tratamento do seu paciente.

Não podemos deixar de valorizar toda essa evolução científica e tecnológica que traz benefícios irrefutáveis ao diagnóstico e tratamento das doenças, mas nada disso será eficiente se o médico não tiver um diálogo sincero, uma boa comunicação e uma relação de confiança e cordialidade com o seu paciente, uma consciência ética e uma prática médica que ofereçam dignidade humana.

O mais importante no passado, no presente e no futuro foi, e sempre será, o verdadeiro sentido desta maravilhosa profissão que tem como missão o *cuidar*. Para isso, ao escolher esta profissão, o estudante deverá desenvolver durante sua trajetória acadêmica um ideal, um comportamento ético, de compreensão do significado da vida, da capacidade de perceber e compreender a si mesmo e ao outro e de saber se comunicar e relacionar com o paciente... e a família.

Qualquer paciente, ao entrar no consultório médico, precisa de um *olhar clínico*, mas que venha purificado por bondade, sensibilidade, respeito, consciência e compromisso com este ser que traz muitas expectativas em relação ao seu *médico*. Este primeiro encontro necessita do olho no olho, do ouvido atento, da palavra correta, quem sabe até de um abraço caloroso, pois esta primeira recepção desencadeará uma parceria e um intercâmbio de vivências, sentimentos e experiências em que o médico se vincula ao mundo do seu paciente, em sua originalidade de ser.

Portanto, ser um *médico moderno* é acompanhar com mente aberta e raciocínio crítico toda a evolução do conhecimento científico e tecnológico, encontrar o equilíbrio entre o saber e o método clínico, mas priorizar, na sua relação com este ser humano, *o seu paciente*, a atitude de um *cuidador* solidário, que com humanidade leve o seu paciente a trilhar um caminho terapêutico com fé na cura de seu sofrimento.

Maria Cristina Miranda Lima
Bibliotecária

Quanta semelhança entre os seus pensamentos e os do meu filho

Foi uma alegria receber o seu livro *Cartas aos Estudantes de Medicina*. Fiquei muito feliz ao saber que meu pequeno médico está entre seus pares. Acredito que, se meu filho estivesse entre nós e se tornasse médico (como era o desejo dele), ele seria seu colega de profissão. Li o seu livro assim que o tive em minhas mãos. Quanta semelhança entre os seus pensamentos e os do meu filho.

O seu livro é uma verdadeira declaração de amor à vida humana e a demonstração de um enorme carinho pela arte de ensinar.

O meu livro, *O Pequeno Médico,* fazer parte de *Cartas aos Estudantes de Medicina* é uma honra para mim, porque é a certeza de que a morte do meu querido Alexandre não foi em vão.

Graziela Gilioli
Escritora e fotógrafa

75

"Você está no lugar certo?" e "É esta a profissão que realmente deseja exercer?"

Há tanto o que dizer, vou começar me apresentando, sou Wanessa e acadêmica do terceiro período do curso de medicina. De início, confesso que me peguei pensando na recepção que o senhor daria à minha carta, tendo em conta o número de cartas que deve receber em resposta às *Cartas* de seu livro.

Tive contato com seu livro antes mesmo de dar início ao estudo de semiologia, que faz parte de minha grade curricular, pois digo que sou uma apaixonada pela clínica médica. Assumi uma liga acadêmica sobre esse tema e me dou ao *hobby* de estudá-lo sempre, porém somente agora, no início da semiologia, li suas *Cartas*. Fiquei um tanto surpresa, pois elas falaram a mim, logo no início, com o levantamento das questões: "Você está no lugar certo?" e "É esta a profissão que realmente deseja exercer.?" Me peguei respondendo automaticamente que sim, e que não poderia querer mais! Continuei a leitura, passando pelas qualidades fundamentais da relação médico-paciente, e, já quase no fim, me dei conta de que tal relação não podia ser diferente, já que, aos meus olhos, a vejo com muito desejo e amor. Me dei conta do amor que você deve despender a essa prática, então confesso que me impressionou muito seu empenho e dedicação... Mas isso tudo só se passava na minha cabeça, logo no fim pude encontrar uma oportunidade de exprimir esse sentimento respondendo uma carta.

Meu maior intuito aqui é estabelecer um vínculo de gratidão, respeito e admiração. Eu não tenho condições de obter todos os livros do curso, mas este farei questão de ter, pois é algo que almejo levar para a vida.

Wanessa Fernandes Veloso

76

Nossos pacientes são nossos maiores mestres

Meu nome é Elaine, sou aluna do terceiro ano de medicina. Acabei de ler a carta *Os primeiros encontros com o paciente*, escrita como prefácio da quarta edição do livro *Exame Clínico*, e logo resolvi respondê-la.

Sou de uma família muito humilde: meu pai trabalha na roça (capina) para um médico e minha mãe é faxineira. Com todo esforço, eles mantêm meus estudos. Levei muitos anos para ser aprovada em uma universidade federal, pois vim de escola pública e nunca pude pagar um pré-vestibular; contudo, o amor pela medicina me ajudou a superar todas as barreiras e hoje, já no terceiro ano, vejo que valeu a pena – faria tudo de novo!

Gostaria de dizer que a medicina é a mais linda oportunidade de servir e ajudar o próximo. Nela temos a graça de lidar com o ser humano no momento de maior fragilidade dele: na doença. Sei que aprendemos muito em nossos livros, com nossos professores, mestres e doutores, mas são nossos pacientes, principalmente aqueles com baixa escolaridade e mais pobres, nossos maiores mestres. São eles que nos ensinam, no dia a dia, as virtudes de um grande médico. São eles que nos incentivam a superar as dificuldades, vencer o cansaço, o sono, a saudade da família, as madrugadas de estudo, tudo isso com alegria e, acima de tudo, compaixão e virtude, esta tão esquecida na medicina.

Gostaria de agradecer sua presença em nossa caminhada, pois para mim seus livros tornaram-se meus melhores amigos (mesmo sendo da biblioteca da universidade), fazendo parte de minha vida; tenho-os como companheiros em minhas frias madrugadas.

Faço votos de que o senhor continue por muitos anos a semear nos corações dos estudantes de medicina as sementes do amor pela profissão, pois, para mim, a medicina é um sacerdócio que permite ao médico entrar no íntimo do paciente, no espaço sagrado da sua existência.

Elaine Aparecida de Melo

77
A realidade não é tão fácil como eu imaginava

Ler suas cartas, em especial a que tem o título *Tornar-se médico*, foi para mim motivo de muita honra e gratidão. Honra porque receber uma carta de um profissional tão sábio é um privilégio para poucos, pois suas palavras me fizeram refletir sobre minha formação profissional. Meditando sobre suas palavras, busquei no meu íntimo o que para mim significava a expressão "tornar-se médico".

Desde criança escolhi a profissão médica porque eu gostava de gente. Na minha família, como se diz em Minas, sou a "rapa do tacho" e, como eu era a última filha, bem mais nova que os demais, meus irmãos passavam a maior parte do dia na escola e meus pais, no trabalho. Diante disso, minha solução para preencher meus dias era visitar as casas das tias, das vizinhas, as lojas da cidade para conversar. Tinha (e tenho) verdadeiro fascínio pela história das pessoas, pelos acontecimentos de suas vidas e pelas memórias que elas, gentilmente, compartilhavam comigo. Em cada conversa eu me sentia maior e, sempre que podia, tentava ajudar de alguma forma. Assim fui crescendo e, quando chegou o momento de escolher minha profissão, concluí que gostaria de conversar com gente. A medicina era a carreira na qual eu poderia conversar com gente e tentar, de alguma forma, resolver os problemas delas. Hoje, no quinto semestre do curso de medicina, posso dizer que não poderia ter escolhido outra trajetória. Sou realizada, porém, a realidade não é tão fácil quanto eu imaginava.

Diferentemente das conversas livres da minha infância, dentro da medicina me orientaram a desenvolver conversas objetivas e direcionadas, perguntas e respostas. Em um primeiro momento pensei: será que é isso mesmo que eu quero fazer? Será que ser médico é seguir um roteiro? Concordo que as anamneses direcionadas são necessárias e úteis para um bom diagnóstico, mas será que é só isso? Nessa indagação percebi que poderia buscar um bom diagnóstico sendo atenciosa e respeitando a história de vida de cada paciente que está à minha frente. Foi aí que comecei a fazer um arquivo das anamneses que colhia nos estágios e, depois de cada uma delas, fazia uma avaliação da empatia e comunicação estabelecidas naquelas consultas. Com esse trabalho reflexivo pude ver na prática que a maioria dos pacientes procuram o médico para conversar sobre suas angústias, seus medos, suas inseguranças e, por fim, para curar a dor que os incomodava. Com isso, cheguei à minha primeira conclusão: tornar-se médico é, primeiramente, estar realmente disposto a ouvir, não o ouvir apenas para estabelecer um diagnóstico, mas o ouvir receptivo e comprometido que, por si só, já inicia o tratamento do paciente.

Seguindo com minhas observações, resolvi, meio que como um teste, iniciar minhas anamneses perguntando como estava o paciente e não qual a dor que ele sentia. Em alguns casos, poderia perguntar como estava sua família e sua vida de modo geral, para que ele percebesse que eu estava disposta a ouvir, e esse simples questionamento trouxe à tona confissões e desabafos. Senti que aqueles desabafos foram importantes e positivos para aqueles pacientes que estavam à minha frente, algo libertador, porém, algumas vezes eu não sabia o que dizer a eles, eu ficava ora estática ora perplexa, pois muitos dos assuntos abordados pelos pacientes também eram, no meu cotidiano, desafios para mim. Concluí, então, que precisava resolver minhas questões pessoais antes de me colocar à disposição. Um médico abalado emocionalmente não consegue, mesmo que queira, auxiliar seus pacientes. Esse é o ponto! Conclui que tornar-se médico é um longo e infinito processo de autocura.

Aprendemos com nossos pais, com a escola, com os amigos e com a sociedade que precisamos sempre fazer o bem, todavia, ninguém nos explica como fazer o bem de forma efetiva. Entrei para medicina em uma tentativa de fazer o bem. Achei que nesses 2 anos e alguns meses de curso eu estava estudando para fazer o bem. Porém, agora eu descobri que sabia muito pouco sobre fazer o bem e cuidar de pessoas. Muito pouco. Eu sei, humildemente, alguma coisa sobre doenças, diagnósticos e tratamentos, mas ser médico não é apenas saber sobre doenças. Ser médico é saber o bem de verdade. Lembro-me da parte que aprendemos sobre a beneficência, a não maleficência, a autonomia e a justiça, porém, como posso fazer o bem sem saber a forma correta e como não fazer o mal sem saber o que é fazer o bem? Como ser justa com o outro sem ser justa comigo? Como oferecer autonomia ao paciente se nem eu mesma encontrei a minha? Complexo. Muito complexo! O caminho mais plausível que encontrei para aprender a fazer o bem e tornar-me médica é cuidar de mim mesma, para que, antes de uma profissional de qualidade, eu seja uma pessoa madura e feliz emocionalmente. A carreira médica de sucesso, suponho eu, vem por consequência desse processo.

Tornar-se médico não é exercer legalmente a medicina, é incorporar um espírito de ajuda a si mesmo. Devemos respeitar, cuidar, perdoar, valorizar, aconselhar, curar, ouvir, amar e tratar o paciente e a nós mesmos.

Na prática, temos pouco tempo diante de um paciente, pois os serviços, em sua maioria, possuem demanda elevada, mas podemos fazer daqueles poucos minutos momentos valiosos se estivermos preparados, se ouvirmos a história do paciente durante a anamnese com o respeito de quem ouve a própria dor, se formos educados, se pudermos ter, dentro de nós, algo real que se aproxime do bem. Tornar-se médico é fazer o diagnóstico de si antes do diagnóstico do outro. Pretendo, a partir de agora, lutar para "tornar-me médica" todos os dias, cada dia mais me curando para ajudar a curar.

Ana Emília Finamor Chiaradia

78

O peso do significado da doença só ficou claro para mim ao escutar a história

Tenho certeza de que o senhor bem sabe que existem conhecimentos que o aluno de medicina não consegue adquirir nos livros. O senhor, sutilmente, ensina àqueles que estão atentos para aprender. Muitas vezes as lesões ou disfunções provocadas por uma doença são suportadas silenciosamente, mesmo que consumam todo o bem-estar do paciente. Tal sacrifício é realizado em busca da manutenção de outro bem-estar: o psicossocial. Contudo, em algum momento o sofrimento físico supera o medo de descobrir sua origem, ultrapassando o limiar em que o paciente pode escantear tal problema. Muitas vezes cabe ao médico colocar em palavras aquilo que vinha sendo relegado ao limbo.

O estudante de medicina, ao exercer suas atividades práticas, acaba, algumas vezes, no meio dessas delicadas situações, quase se sentindo um intruso. Foi o que me sucedeu logo após ler sua carta. Estava eu em um plantão em uma unidade de referência em infectologia, quando às 21 h chegou uma paciente e sua filha, vindas do interior, depois de algumas horas de viagem. No consultório, além de mim, estavam o médico e mais quatro colegas estudantes. Ao colocar os olhos na paciente, uma senhora de 61 anos visivelmente consumida pela doença, foi inevitável pensar em AIDS. O peso do significado da doença, porém, só ficou claro para mim ao escutar a história.

A paciente relatava, tímida e retraidamente, diarreia diária há 1 ano (!), ao continuar a história ela era interrompida a todo momento pela filha, sempre intervindo em tom agressivo; enfim, o médico perguntou "quem encaminhou a senhora para cá?", no que a filha respondeu primeiro "há 1 semana ela foi para a UPA, e o médico pediu esse exame e depois disse que a gente tinha que vir para cá, aí a gente veio pro senhor dizer a ela", o médico então respondeu "mas a senhora sabe o que deu no exame, o que sua mãe tem?", "Sim, a gente sabe, deu positivo, mas aí a gente veio pro senhor dizer a ela". Todos entreolharam-se ou engoliram em seco por dentro das máscaras.

A história me mostrou bem o caso de um paciente que por 1 ano observou a degradação de sua saúde, em uma tentativa, consciente ou inconsciente, de esconder a causa. Após certos momentos de hesitação, o médico levantou-se, circundou a mesa e agachou-se para ficar no mesmo nível da paciente, então, disse-lhe o diagnóstico. Só nesse momento a ficha caiu, levando consigo apenas uma solitária lágrima. Ainda que em uma atitude envergonhada, fragilizada, em resposta ao significado simbólico da doença, a paciente ouviu atenciosamente as explicações sobre tratamento passadas pelo médico. Todavia, para a acompanhante a resposta continuou sendo a agressividade.

O único alento que pude dar naquele momento foi a postura de respeito e os sentimentos de empatia e compaixão, que não devem ser confundidos com "pena". Ao final, percebi que o entendimento que tive sobre a AIDS naquele momento livro algum poderia me ensinar.

Anderson Alares

Quero olhar nos olhos de cada um dos meus pacientes

Li o livro *Cartas aos Estudantes de Medicina* há alguns meses, quando estava no segundo ano, quando iniciei meu aprendizado clínico, e desde então venho pensando em escrever algo, mas as palavras não me vinham. Decidi, então, escrever com o coração! Com simplicidade, assim como o senhor escreveu esse livro para nós, estudantes.

Quando realizei a leitura, havia começado o curso de semiologia. É o primeiro contato com os pacientes! Eu estava realmente nervosa, apreensiva. Quando fui desenvolvendo a leitura, percebi que tudo o que sinto hoje o senhor provavelmente já sentiu e outros estudantes também o sentem. Este livro traduziu muitos dos sentimentos que eu tinha na época; me fez refletir melhor sobre o curso de medicina, sobre nosso papel como estudantes e como médicos; foi um tiro certeiro!

Acredite se quiser, mas todas as angústias que eu possuía foram desaparecendo com a leitura do livro, e eu me senti muito mais segura quanto à escolha que havia realizado.

Envio-lhe um comentário específico sobre a carta *O paciente de "papel" e o paciente "virtual"*. Concordo plenamente com tudo o que foi dito nessa carta. Embora ainda seja terceiranista do curso de medicina, já vivenciei, como paciente, situações que foram traduzidas perfeitamente nessa carta. Eu estudo em uma universidade pública e bem-conceituada, porém isso não faz com que ela seja isenta de imperfeições. Tenho professores maravilhosos, que muito têm me ajudado nessa jornada diária de me "tornar médica", professores que são exemplos como pessoas e profissionais, que dedicam sua vida ao ensino e à prática médica, sendo fonte de inspiração para mim. Por outro lado, têm aqueles que são o "contraexemplo", e que, mesmo assim, agradeço por existirem e por contribuírem negativamente na minha formação, pois posso dizer que são o tipo de pessoa e profissional que não quero ser!

A doença, para muito médicos, nada mais é que um caso clínico, apenas uma lesão ou uma disfunção. Gostaria de ilustrar essa passagem com algo que nós estudantes vivenciamos muitas vezes durante o curso. Tive um professor que me dizia: "Vamos combinar algo, entre no quarto do paciente e não pergunte nada! Apenas faça a ausculta cardíaca e depois discutimos seus achados". Na verdade, depois eu entendi que esse professor queria estimular uma ausculta minuciosa e que o paciente não nos desse "dicas" de sua condição para que fôssemos capazes de descobri-la apenas pelo exame físico. Mas isso é algo que não consigo entender! Qual o objetivo de tirar de nós uma das ferramentas mais importantes de um exame clínico? Por que suprimir a anamnese? Eu nunca atenderei um paciente e farei o diagnóstico apenas pelos dados físicos... Isso é "coisificar" o ser humano, é ignorar toda a sua história de vida, é tirar dele sua alma e seus sentimentos!

Em outra ocasião, eu e mais um grupo de 15 estudantes estávamos no ambulatório, e nosso professor chamou uma paciente para que aprendêssemos a descrever suas lesões de pele. O professor não se importou em perguntar se ela estava de acordo com aquela atividade de ensino, e via-se que ela claramente estava incomodada com a situação. Ela nos mostrou algumas manchas que tinha nos braços, e o professor perguntou se havia outras lesões pelo corpo, ao que ela respondeu que tinha lesões parecidas nos seios e nas pernas. O professor logo disse: "Então, abaixe as calças e mostre!" Ela ficou muito constrangida, mas "acatou" a ordem do professor, e ele manipulou suas lesões como se ela fosse um boneco. Depois, ele disse que ela estava liberada. D. Maria saiu, literalmente correndo, do consultório. Eu sei que o exame dermatológico deve ser realizado globalmente, mas não daquela forma e naquelas condições! Às vezes, prefiro não conhecer certas lesões, certos sopros "exuberantes", certos achados "incríveis", do que fazer parte desse tipo de encontros.

Outro termo comentado na carta e que se faz fortemente presente na nossa realidade é o paciente de "papel". Recentemente, precisei de um ortopedista por causa de uma dor crônica que tinha no pé. Ao entrar no consultório, o médico não me cumprimentou, não me olhou e, muito menos, se apresentou. Sentei do outro lado da mesa, e ele perguntou por que estava ali, e foi anotando minhas queixas no computador. Logo, viu que eu carregava um envelope de exames e pediu para olhar. Olhou os exames com tanto afinco, virou a radiografia de um lado, depois virou de novo, olhou a ressonância. No final, voltou os olhos para o computador e logo disse que iria chamar um especialista. Eu chegara ali com tanta expectativa de que alguém iria me ouvir, iria me olhar, me examinar e traçar comigo algum plano terapêutico, mas, no final, não soube nem o nome do médico, e muito menos, a cor dos seus olhos. A minha presença naquela consulta foi irrelevante. Ele deu mais valor aos exames que eu carregava do que às minhas próprias queixas. Eu não sou médica ainda, mas imagino que os pacientes, muitas vezes, ficam meses esperando por aquela consulta, criam uma grande expectativa por aquele encontro e, de repente, lá estão eles e em 5 min já relataram suas queixas para um computador e já foram mandados embora com pedidos de exames e prescrições.

Eu concordo quando o senhor diz que os avanços tecnológicos irão revolucionar os métodos diagnósticos e a terapêutica, mas a condição humana não pode jamais ser esquecida! Medicina é muito mais do que isso, é muito mais do que exames, cirurgias e medicamentos. Aqui faço uma promessa: quando eu terminar essa jornada de me "tornar médica", quero olhar dentro dos olhos de cada um dos meus pacientes, quero tocar suas mãos e penetrar na sua alma muito mais profundamente do que qualquer lâmina de bisturi.

Carolina R. Tonon

Por que o exame clínico é insubstituível?

Há algum tempo adquiri o livro *Cartas aos Estudantes de Medicina*; afinal, parecia o tipo de livro que um acadêmico necessita ler; quem não gostaria de ouvir preciosos conselhos de um mestre experiente? Bom, preciso dizer que suas palavras através das suas cartas superaram minhas expectativas, serviram como um forte adubo para uma terra carente de nutrientes. Esta, antes cheia de sementes provenientes apenas de tratados, *guidelines* e livros-textos, encontrava, agora, o subsídio necessário para fazer crescer algumas sementes que considero muito valiosas, pois dentre tantos frutos, dão-me humanidade.

Várias das suas cartas me ajudaram a perceber que o exame clínico e a relação médico-paciente fazem parte da tão falada semiologia: uma arte aprimorada através da prática, do estudo e, principalmente, da humanidade, o toque médico. Incomoda-me, no entanto, perceber que muitos de meus colegas ainda não possuem esta visão. Como gostaria que todos pudessem ter a oportunidade de ler o seu livro!

Daniel Gonçalves Quiroga

81

Relação médico-paciente: um olhar humano sobre seus pacientes

Meu nome é Diego Mattioni Maturana, sou estudante de medicina da Universidade de Passo Fundo, onde o senhor ministrou uma excelente palestra sobre a arte médica. Gostaria de parabenizá-lo e agradecer por nos incentivar a resgatar o contato com o paciente – a relação médico-paciente – e a nos tornar médicos de verdade, e não somente fantoches atrás de uma mesa, preenchendo requisição de exames, enquanto pensamos que horas vamos terminar essa consulta.

Sempre tentei seguir o que hoje o senhor explanou, enxergando à minha frente um ser humano, igual a mim, com medos, dúvidas e anseios expressando claramente ou apenas sugerindo a queixa atual.

É bom recebermos esse incentivo e essa demonstração de ética.

Esperamos que as novas gerações de médicos adotem esse olhar crítico sobre as inovações médicas e um olhar humano em seus pacientes.

Diego Mattioni Maturana

A relação médico-paciente é mais forte na área clínica?

Primeiramente, gostaria de parabenizá-lo pelo *Cartas aos Estudantes de Medicina*. O livro é maravilhosamente reflexivo; eu não havia conhecido nada igual até o momento. Diante das reflexões na leitura, surgiu uma dúvida: na visão do senhor, a relação médico-paciente é mais forte, mais "necessária" e mais frequente em áreas clínicas? Talvez minha pergunta possa ser esdrúxula, mas, até o momento de minha formação, notei que, geralmente, os clínicos parecem abordar com maior veemência o contato entre o médico e o paciente. Os cirurgiões têm fama de serem mais "secos", "frios" e "distantes" de seus pacientes (é a visão que foi passada a mim, estudante de medicina, durante o curso). A minha pergunta deriva de minha futura escolha profissional. Tenho preferência para seguir carreira cirúrgica, mas também tenho gosto pelo contato entre o médico e o paciente e pelo exame clínico. Então, gostaria de saber se, na opinião do senhor e em sua experiência, uma característica – no caso, a área cirúrgica – exclui, ou pelo menos diminui parcialmente, a outra – a relação médico-paciente?

Vou explicar a razão de perguntar. Tudo começou na minha infância. Meu avô era um médico-cirurgião na minha pequena cidade natal. Eu sempre ouvi as pessoas falarem bem de seu trabalho, mas não por suas habilidades cirúrgicas. Diziam que ele era um bom médico, muito humano, que atendia seus pacientes com atenção. Isso ficou guardado na minha memória pela vida toda. Até eu entrar na faculdade.

Quando comecei a cursar medicina, descobri o interesse pela cirurgia. Até a algum tempo atrás, na minha visão, um bom cirurgião era aquele que operava com destreza, usando as melhores técnicas cirúrgicas. Pouco ouvia dizer sobre a competência de um cirurgião ser atribuída ao sucesso de seu encontro clínico e da relação médico-paciente. De fato, a fama de que os cirurgiões eram "secos", "frios", "distantes" de seus pacientes predominava. Isso ia contra o que me era ensinado pelos livros e nas aulas de propedêutica médica.

Então, minha expectativa em seguir carreira cirúrgica somada à suma importância de um encontro clínico eficaz me fez pesquisar sobre o assunto. "A boa clínica" é exclusivamente dos clínicos? A resposta à questão começou a me clarear quando passei em um estágio com um professor cirurgião que exigia o exame clínico detalhado. Ele sempre repetia a máxima de que "uma anamnese e um exame físico bem-feitos dispensam a necessidade de muitos exames complementares". Havia sido a primeira vez que eu, ainda novo na medicina, notava um cirurgião falando sobre o exame clínico.

Em um determinado dia esse professor ensinou aos alunos a "manobra da gaveta", realizada para avaliação de ligamentos cruzados no joelho. Um dia fui mostrar a tal manobra a um amigo que havia sido operado devido ao rompimento desse ligamento. Eu sabia que ele passara por vários médicos antes de ser operado. Perguntei se algum deles realizou a manobra e ele respondeu que apenas o último médico a ser procurado, o mesmo que fez a cirurgia. Meu amigo afirmou que sentiu confiança nele e, por isso, aceitou que o médico o operasse. Era a segunda ocasião em que o bom exame clínico, por parte de cirurgiões, aparecia a mim.

Cartas aos Estudantes de Medicina

A resposta esclarecedora e o ultimato veio quando li a carta *Como os médicos devem pensar... Mesmo contrariando laudos de ressonância magnética!* No relato de Groopman, ele descreve que, após ser atendido por dois médicos-cirurgiões que falharam, o terceiro provavelmente era dotado das melhores técnicas cirúrgicas disponíveis no mundo todo. Aliás, tratava-se da maior autoridade em cirurgia de mão dos EUA. Mas o encontro clínico com seu paciente foi falho e distante, motivando o paciente a não conhecer a oportunidade desse médico de mostrar suas habilidades em um procedimento. Em contraposição, quem operou Groopman não foi um famoso cirurgião conhecido por suas habilidades técnicas, como o outro, mas "um jovem cirurgião que passou a ser elogiado por seus colegas pela maneira como exercia a medicina. (...) Ele fazia um detalhado exame clínico".

Portanto, ficou evidente que, além do uso das técnicas cirúrgicas, o que faz um cirurgião ser um bom médico é a confiança que o paciente sente durante o encontro clínico. Caso contrário, mesmo se houver necessidade de intervenção cirúrgica, o paciente poderia recusá-la e procurar outro profissional. A memória de meu avô, as aulas com um professor cirurgião que realiza o ensino clínico, a experiência com pacientes (e até com um amigo) e as cartas do Prof. Dr. Celmo Celeno Porto me mostraram isso. Espero levar esses ensinamentos para minha futura carreira cirúrgica, se Deus quiser.

Edmundo Vieira Prado Neto

Ser moderno não é ser bom em uma técnica

A carta *O que é ser um médico moderno?* é extremamente atual na prática médica. Inclusive, tem tudo a ver com a sua palestra no Congresso, a respeito da medicina no século XXI. O que percebo é: muitos médicos ainda têm enraizadas as práticas antigas, enquanto outros só têm as tecnologias atuais como essenciais para o exercício da medicina, quando o que é preciso é uni-las. Ainda hoje, muitos profissionais não aprenderam a aliar a medicina tradicional com os avanços tecnológicos; para muitos, há um confronto entre elas.

Assim, fica bem claro que ser moderno não é ser bom em uma técnica ou outra, não é ser o melhor clínico ou o melhor radiologista. Ser moderno é saber estabelecer um ponto de união, um equilíbrio entre os conhecimentos semiológicos acumulados e os recursos técnicos mais avançados e que estejam disponíveis. É saber estabelecer uma boa relação médico-paciente, com competência para discernir até onde o médico pode ir e até onde as máquinas podem ajudar.

Fernando Henrique de Assis

Um livro que é mudança e ao mesmo tempo resgate

Professor Porto, trago uma boa notícia, a qual mudou significativamente minha visão como estudante de medicina e principalmente como pessoa humana: a leitura do livro *Cartas aos Estudantes de Medicina*. Quando iniciei a leitura, não imaginava o tamanho do impacto que o livro causaria em minha vida; palavras não expressarão a alegria e o entusiasmo que ele renovou em mim, fazendo com que eu encontrasse humanidade em todas as relações que estabeleço.

O poema de Pessoa ensinando "Põe quanto és no mínimo que fazes" é o sucesso que liga os pontos da relação médico-paciente ao conhecimento técnico, a tecnologia que avança e ao mesmo tempo permanece, o raciocínio clínico que se cumpre em etapas e constitui uma escada com crescimento diário.

Um livro que é mudança e ao mesmo tempo resgate. Mudança de atitude e resgate da humanidade.

Gustavo Oliveira

As cartas não poderiam ficar em suas gavetas

Apenas agora nas férias (em que temos um descanso das atividades acadêmicas) consegui começar a ler suas cartas, e entendo que realmente elas não podiam ficar em suas gavetas, tinham de ser publicadas!

Tornar-se médico é a carta com a qual mais me identifiquei. Isso porque, desde que decidi pela medicina, tenho me perguntado "como se torna médica?". No vestibular, o pensamento de tornar-me médica ao entrar na faculdade e concluir o curso era o que me dominava. Logo nos primeiros anos, quando se entende um pouco da dimensão da medicina e de como tudo é amplo, veio o pensamento de que tornar-se médico de verdade acontecia apenas depois da residência, pois uma especialização é necessária ("ora, é impossível saber de tudo, e um médico de verdade deve ser especialista em algo", pensava). Iniciei o internato no segundo semestre de 2015. Comecei a rotina na Santa Casa de Belo Horizonte, rodeada de residentes e preceptores. Uns incríveis, outros medianos e alguns que me fizeram ter a noção de que a especialização também não torna ninguém médico de verdade! Quantos cardiologistas, neurologistas, hematologistas, pediatras, cirurgiões passaram pelo meu internato e, apesar de contribuição teórica que me acrescentaram, me fizeram ver que a especialização não foi capaz de lhes ensinar nada sobre a relação médico-paciente e da empatia necessária a todo e qualquer médico. Por isso, hoje, digo que ainda estou construindo a minha ideia do que é tornar-se médico. Tenho certeza de que a residência representa pilares fundamentais, mas não é tudo. Há um "quê" a mais, eu acho, que vou levar anos para descobrir o que é, mas sei que existe.

Juliana Alves

Receita para alcançar sucesso na medicina

Primeiro quero dizer que amei o livro *Cartas aos Estudantes de Medicina*, não só pelos conselhos para a profissão e para a vida, mas pelos assuntos que o senhor abordou, muitos dos quais sempre me despertaram a atenção.

Em relação à carta que fala sobre a "receita" para alcançar o sucesso na profissão médica, confesso que sempre imaginei que a relação médico-paciente era muito importante nesse processo, mas não imaginava que era tão importante assim! Meu maior medo sempre foi não saber todo o conteúdo necessário para exercer a profissão médica, mas a sua carta me deixou um pouco mais tranquila.

Demorei a escrever para o senhor, pois conversando com meus familiares descobri um fato que muito me orgulhou e que eu precisava confirmar para te contar. Meu pai se chama Selmo da Silva Porto, mas, segundo meu avô Naiuran da Silva Porto, o nome de meu pai deveria ter sido escrito com "C", e não com "S". Por um erro do escrivão do cartório, o nome dele ficou com "S". Meu pai recebeu esse nome em homenagem a um cardiologista que cuidou do meu bisavô Hidelbrando da Silva Porto com muito carinho e atenção, por volta de 1967. Conversando com meu avô, descobri que esse médico era o senhor, fiquei muito emocionada e orgulhosa, pois meu pai tem o nome de um homem que para mim é um exemplo de ser humano que transforma a vida de muitos através da medicina, que marcou a vida da minha família pelo cuidado que teve com meu bisavô. Serei a primeira médica na família, e meus exemplos a seguir são médicos como o senhor, que atenderam a mim ou a meus familiares de uma forma diferente, mais humana.

Sou de família humilde, mas nunca deixei de sonhar e correr atrás de meus sonhos. Espero um dia ser uma profissional tão boa quanto o senhor, a ponto de receber uma homenagem assim, como a minha família fez para o senhor.

Jully Mirana Porto

87

Não leio as cartas para estudar, fico lendo por prazer

Apesar de estar no começo do curso de medicina, nós já temos aula de semiologia, então desde cedo o senhor já virou um dos nossos companheiros inseparáveis.

Geralmente, quando leio as cartas, não leio para estudar, fico lendo por prazer, pois ele não é um livro denso como os de anatomia.

Ganhei o Porto (como o livro é carinhosamente chamado por aqui) de uma prima minha que também é médica, a Dra. Kelly Cristina Fernandes, para me ajudar no início dessa carreira.

É tão estranho a gente sempre ouvir falar do senhor, com a impressão de que nunca iríamos encontrá-lo tão cedo, por sermos apenas estudantes. De repente, recebemos um convite para sua palestra aqui em Ponta Grossa. Foi fantástico, realmente inacreditável ver o senhor falando lá na frente.

Expresso aqui o meu enorme prazer por ter tido a possibilidade de lhe conhecer.

Kalyl Singh Bazan

A ética deve mostrar a melhor direção a ser trilhada

Professor Porto, permita-me fazer algumas reflexões sobre a carta *O que é ser um médico moderno?*

A ideia de ser um "médico moderno" pode ser vista como a prática de uma postura de constante transformação, porém, além de incluir essa explosão de pensamentos, também é importante que seja aceito o valor dos pensamentos anteriores. Por mais que a ideia seja superada, deve ser respeitado o momento de genialidade por ela permitido. Dessa forma, o conhecimento não deve ser tratado como centelhas, pois pensamentos aleatórios raramente podem ser dirigidos para um bem maior, mas a junção de pensamentos dirigidos a um objetivo comum pode resultar em tratamentos eficazes.

Além disso, pensar que o conhecimento pode ser visto como uma escada é uma realidade, mas também pode ser entendido como um redemoinho, onde são agrupados pontos diferentes e a intersecção resultante seja o ponto desejado. Por mais que esse caos seja agradável, ainda assim, é preferível saber que existem práticas na medicina que servem como alicerce. Porque o pensamento não tem somente o poder desbravador, mas também agregador. Um exemplo disso é a prática de conhecimentos utilizados em matérias básicas, como a fisiologia e a anatomia, que, se aliadas a outros campos da medicina, adquirem função primordial por nortear pesquisas.

Fazer uso de tecnologia aliado à semiologia básica, bem aplicada, também é importante, por permitir tanto uma observação do quadro clínico como também pelo contato com o paciente. Assim, permite que a consulta deixe de ser um contrato para ser uma relação mais paternalista. Isso mostra que para ser moderno, muitas vezes, é importante deixar que valores antigos, como a compartimentalização do paciente, sejam deixados de lado, pois o paciente não é simplesmente uma perna fraturada, por exemplo, é um organismo que precisa estar em homeostasia. Dessa forma, o melhor é poder utilizar a "roupagem" conforme a situação observada.

As questões relacionadas com os ideais de modernidade e a postura que deve ser aplicada pelo profissional estão ligadas a essas situações, pois o médico não deve escolher somente o mais moderno, mas sim o mais eficaz. Essa ideia de eficácia deve ser bem trabalhada, pois não é porque o método utilizado seja o mais inovador que poderá passar um melhor conforto ou ter o retorno desejado. E é assim que a concepção de moderno deixa de ser uma "lixeira" que saia "deletando" todas as ideias anteriores e passa a ser uma seleção, onde, conforme a situação seja analisada, os métodos sejam aplicados. Não adianta utilizar recursos como a ressonância magnética em um caso em que uma radiografia simples já seria suficiente.

Acima de tudo, a ética deve mostrar a melhor direção a ser trilhada.

Pode ser ousado, mas a ideia fixa tanto relacionada à constante prática de ideias futuristas quanto às ideias antigas aparenta uma falta de modernidade. Porque ter uma "roupagem" que negue tudo o que já foi conquistado teria que buscar outro início e ter uma postura totalmente antiga teria que negar avanços alcançados e os que ainda serão conquistados. O certo é que "ser médico" é um estado que merece a prática do melhor do seu tempo, ou seja, que os pacientes sejam tratados com a melhor opção do momento.

Karla Karolyna Veras dos Santos

Não foi o senhor que escolheu a medicina, a medicina que o escolheu

Gostei muito dos assuntos que o senhor abordou em *Cartas*, e a forma como o fez. No prefácio do livro descobri que essas cartas foram escritas ao longo do tempo, sobre o "lado humano da medicina". Concluí que é realmente inspirador ver o profissional que o senhor é, pois duas coisas sempre me encantaram na vida: a medicina e a literatura. Seu livro me inspirou a escrever cada vez mais sobre os enfrentamentos que passei desde que escolhi ser médico e, quem sabe, um dia reuni-los em um livro.

Gostaria que soubesse que com a leitura de algumas cartas concluí que não foi o senhor que escolheu a medicina, mas, na verdade, a medicina que o escolheu e que o senhor faz parte das pessoas que me inspiram a ser um ser humano que sempre buscará aprendizados e virtudes ao longo da vida.

Marília de Souza Penido

90
Agora vejo a medicina como algo brilhante

Li o seu livro *Cartas aos Estudantes de Medicina* com bastante emoção, sentindo-me honrado por ter sido agraciado por uma mente tão brilhante quanto a sua. Antes de ler seu livro, tinha percebido, nas aulas, uma medicina bastante voltada para a doença, sem a devida atenção aos aspectos humanos de cada paciente. Agora vejo a medicina como algo brilhante, um instrumento divino para não somente descobrir doenças e as tratar, mas também descobrir os seres humanos por trás de cada patologia.

Como acadêmico, agigantei-me com essa nova percepção. Prezado professor, muito obrigado por ter fornecido-me esta maravilha; guardá-la-ei por toda a vida.

Quando abri o livro pela primeira vez, fiquei intrigado com o porquê de as palavras terem sido escritas para mim e, claro, para tantos outros estudantes. Com a leitura, percebi que o recado "caiu como uma luva", pois recebi excelentes notícias: finalmente percebi que essa é minha verdadeira profissão e que devo seguir cada palavra escrita pelo magnífico professor e referência que és.

Marlos Duarte

Vivemos tempos onde o outro é invisível

Gostaria de expressar minha imensa felicidade ao ler *Cartas*. A forma como foram escritas me remeteram à época em que fui *"chofer"* do Professor Porto durante o I Simpósio de Semiologia Médica do Acre. Logo recordei com carinho as longas e proveitosas conversas que tivemos ao som de *jazz* e música clássica naqueles momentos.

Apesar de ter como tema principal a modernidade na medicina, a carta aborda mais profundamente um quesito muito esquecido na prática médica: o poder da relação médico-paciente. A medicina não é apenas a busca pela cura, pela eliminação da doença. A medicina também é o alívio do enfermo, o consolo do doente e da família. Definitivamente, estas últimas eram o enfoque em épocas mais remotas, seja na Grécia Antiga ou na Roma Clássica, muito possivelmente pela ausência de conhecimentos, tecnologias e tratamentos mais precisos. Mas, ouso dizer que até entre os homens da caverna havia um tipo de medicina voltada para o indivíduo.

Em contrapartida, a modernidade dos séculos XX e XXI traz consigo fatores que alteraram drasticamente a visão de mundo dos cientistas e doutores. A eficiência, o positivismo, os métodos científicos e avanços tecnológicos revolucionaram totalmente a prática médica, é inegável. Contudo, como nos ensina brilhantemente Bauman, ela trouxe consigo o mundo "líquido" e suas mazelas: tudo é virtual, nada é feito para durar. O exame físico é substituído por técnicas radiográficas e tomográficas; a anamnese, por hemogramas e ensaios imunológicos.

A obsolescência programada desse novo mundo "torna obsoleta a última novidade em alguns anos" (parafraseando o senhor mesmo). Vivemos tempos onde o outro é invisível e a relação médico-paciente padece dessa mesma invisibilidade. Aliás, vivemos tempos extremistas em todos setores da sociedade e na medicina. Tempos em que, de um lado, os "médicos modernos padecem de Alzheimer precoce" e esquecem facilmente as bases fundamentais da medicina e, de outro, os "médicos catedráticos no auge de seus autismos narcísicos" rejeitam todo tipo de auxílio tecnológico. São tempos difíceis, mas que me recordam o que um saudoso tio meu sempre me disse: "a resposta está no caminho do meio". Posto que solução está sempre no equilíbrio dos opostos, seja na política ou no futebol, seja na religião ou na medicina, a modernidade torna-se apenas mais uma das inúmeras facetas que a arte médica exige. Portanto, muito antes de ser moderno, é necessário como condição *sine qua non* o equilíbrio para ser médico, para ser humano.

Mateus Guimarães Lage Reggiani

A formação do médico não é apenas técnica

Professor Porto, o livro *Cartas aos Estudantes de Medicina* deveria ser considerado paradidático e obrigatório nas escolas de medicina. Todo estudante do segundo grau não deve ler *Dom Casmurro*? Pois é, então todo estudante de medicina deveria ler o livro *Cartas*. A oportunidade que eu tive de lê-lo também pode ser de todo e qualquer estudante que lê casos como "o paciente que não aguentava mais viver com o coração amarrado" ou "o oncologista que se relacionava com o tumor, e não com o paciente". Para aqueles que estão começando, ler os capítulos da parte *O Estudante de Medicina* ajuda a controlar as expectativas e superar grandes medos (particularmente, me fez repensar sobre o modo de se realizar uma anamnese!). Para aqueles que desejam entrar no curso ou que estejam naquele período em que há tantas tarefas da faculdade que sua vida parece entrar em *burnout*, ler *O que é ser médico?* funciona como uma bússola, apontando a direção em que devemos ir. E para aqueles que já estão quase se formando, ler *"Nem luta nem fuga" como mecanismo de doença ou de morte* é um verdadeiro reaprendizado sobre o que se viu no curso.

Estou falando um pouco das passagens que me marcaram durante a leitura de *Cartas* (que releio sempre que posso para a

Bruna ou algum outro colega do curso). Mas quero falar principalmente sobre a "moral da história" que o senhor esconde em cada carta – a mesma moral de antes! – e que nos mostra o que é (e qual é) o verdadeiro papel do médico. Acredito, que assim como as crianças devem identificar as morais presentes nas *Fábulas de Esopo* e nos *Contos de Grimm*, o estudante de medicina deve identificar por si só, as morais que se encontram em *Cartas* para aprender que a formação do médico não é apenas técnica, mas também humana.

E isso é o que me faz achar que seu livro deveria se tornar um texto paradidático da nossa graduação.

Nordman Wall

Tratar as pessoas como quero ser tratado

Professor Porto, gostaria de iniciar esta carta dizendo quão grande foi a honra de conhecer-lhe pessoalmente. Foi como se eu já o conhecesse (pelas inúmeras noites em claro lendo seus livros).

Falarei da vontade de me tornar médico... Mas, o que seria tornar-se médico? Por que um jovem desde muito pequeno dizia à sua irmã mais velha que não tivesse medo, pois estava ao lado dela quanto tomava vacinas ou tinha seu sangue colhido para fazer algum exame, ou que pedia a seu pai que o explicasse como sua avó deveria tomar os remédios para que esse jovem pudesse explicar para ela... Esse jovem, hoje, no primeiro ano do Internato, está aqui respondendo essa carta. E tanto ele como aquela criança concordam que o desejo de "tornar-se médico" não é algo que acontece do dia para noite, e sim algo que cresce, enraíza e fica cada vez mais forte. Existem aqueles que, como eu, nem conseguem lembrar quando decidiram que seriam médicos, e aqueles que no final do curso ainda se veem cheios de dúvidas, mas não importam as influências ou decisões que o fizeram chegar até o curso de medicina. Para mim, o desejo de tornar-me médico de verdade veio do exemplo de um grande médico. Este homem me ensinou a tratar as pessoas como quero ser tratado, a ver e me compadecer do sofrimento dos outros. Ele me ensinou que noites em claro e de sono perdido não são nada comparados à beleza da vida.

Não creio que seja apenas por ter um pai médico que eu quis fazer esse curso que tanto respeito, mas por ter a sorte de ter um grande médico como pai. Desejo profundamente que cada estudante a ler esta carta encontre um pai, amigo, professor que possa seguir o exemplo. Para aqueles que não encontraram, que se tornem este exemplo, pois é por causa dele e de médicos como ele que vejo a beleza que está na arte da medicina.

Termino esta carta dizendo que não importa quais os seus motivos para querer tornar-se médico e que também não importa se tenha estudado ou quão capaz se seja tecnicamente. Só aqueles que souberem tratar os pacientes assim como gostariam de ser tratados, com todo o respeito e atenção que merecem, é que saberão um dia o que é tornar-se médico. Pois como me foi dito pelo professor Eduardo Lopes em uma aula: "Medicina não é apenas dar dias de vida... É dar vida aos dias".

Paulo Sérgio França de Athayde Jr.

Algumas cartas ora me acalmaram, ora me inquietaram

Professor Porto, adorei suas cartas. Saiba que elas me inquietaram e solidificaram em mim a responsabilidade de não ser apenas uma futura médica, mas de ser cidadã e nunca esquecer do ser humano, e, como tal, tentar compreendê-lo nas suas adversidades!

Para isso estou em construção, ora cheia de ansiedade, ora cheia de medo, diante da minha responsabilidade, mas também cheia de esperança e muito, muito feliz por estar construindo a minha profissão. Que bom que pelo caminho encontrei algumas cartas que ora me acalmaram, ora me inquietaram em busca de ser cada dia melhor!

A leitura do seu livro *Cartas aos Estudantes de Medicina* foi muito importante para mim. A carta que tem como título *Tornar-se médico* foi uma das que mais me fizeram refletir sobre esse processo em construção.

Essa pergunta me leva a uma reflexão imensa, principalmente, sobre o que eu vivi para alcançar uma tão sonhada vaga no curso de medicina. Não foi fácil! Hoje, reconheço que todo esforço que tive para subir esse degrau foi válido; faria tudo outra vez, se preciso fosse! A vida com suas maravilhas divinas me permitiu desfrutar dessa por vezes árdua, mas sobretudo tão encantadora, profissão: a medicina.

Hoje, sou aluna do terceiro ano do curso de medicina, e a cada momento que estou em contato com um paciente percebo a importância de se ter uma consciência do "tornar-se médico". Com essa construção tão ativa em minha vida e em meio a tantos sentimentos, me sinto na obrigação, principalmente, de ter responsabilidade com aquilo que possuímos de mais valioso: a vida! Essa responsabilidade vem acompanhada de um desejo imenso de conhecer, aprender e aprender de forma constante, mas também vem inundada pelo ser humano, pela sua vida e pela sua história.

Durante este semestre: tive contato com os meus primeiros pacientes; aprendi com grandes mestres; conheci esse tão misterioso raciocínio clínico, anamnese, exame físico; fiz e refiz lista de problemas, diagnóstico sindrômico, etiológico, tratamento, exames; me angustiei; me senti impotente diante da fragilidade de um sistema de saúde ainda tão precário; me emocionei; sorri e fiz sorrir! Sem dúvida alguma, esse contato inicial já me deu um pequeno fruto da grande escolha da minha vida: a certeza de estar trilhando o caminho certo. Mas, não foi só isso, esse primeiro contato também me inquietou diante do quão preparado deve ser um médico. Digo isso abrangendo tanto as vertentes técnicas quanto emocionais, e isso por vezes traz insegurança e amedronta; no entanto, não paralisa, motiva a preparar e solidificar ainda mais a base dessa minha construção. Não quero me construir simplesmente; isso me leva a pensar o quão estática é obra já construída, que permite apenas algumas simples reformas. Quero, sim, ter uma base sólida, e cada vez mais vejo que a medicina permite estarmos em (re)construção a todo instante. Aliás, a vida nos permite isso. Hoje, mais do que nunca, a arte da medicina demonstra ser uma troca de experiência, e os meus primeiros pacientes me ensinaram demais, me sensibilizaram com suas histórias e nunca serão esquecidos por mim, seres humanos que dão sentido a essa jornada, que fortalece essa busca

Cartas aos Estudantes de Medicina

diária por conhecimento e que vão além, aflorando que nossa missão não é tratar de doenças, mas sim de pessoas. A vocês, gratidão!

Mais do que nunca estou certa de que não vou construir sozinha a realização dessa tão sonhada obra; cada um que me rodeia me ajuda nessa empreitada. Sei que tudo depende mais do que nunca de mim, e eu estou disposta a buscar no meu íntimo a motivação mais profunda para estudar medicina, para compreender por que preciso sacrificar o convívio com minha família, lazer e horas de descanso. Mais do que isso: tentarei aprender a ver o que está atrás das palavras com as quais meus pacientes relatam seus padecimentos. É nesse lado da medicina que encontrei, e encontrarei, as chaves que revelarão os segredos para me tornar médica. Uma médica de verdade!

Thaiza Soares Gonçalves

Lírios, cactos, "comigo-ninguém-pode"

Como "tornar-se médico" não é uma pergunta simples de se responder. Apesar disso, refletindo diversas vezes sobre o processo de se tornar médico, fiquei convencida de que ele transcende os 6 anos de graduação em medicina. Considero que minha trajetória, por exemplo, teve início quando eu ainda era criança, período no qual, de forma singela, "brincava de ser médica". Fazia ausculta cardíaca e pulmonar com meu estetoscópio de plástico, prescrevia medicamentos em uma modesta folha sulfite e vacinava as pessoas com minhas seringas e agulha, também de brinquedo.

Na quarta série do ensino fundamental, realizei o juramento de Hipócrates pela primeira vez, ao lê-lo em um tópico de um livro de História – e tais palavras ainda ecoam dentro de mim. Destaco, também, o dia da minha aprovação no vestibular, momento ímpar rumo à realização do meu grande sonho de ser médica e que me permitiu visualizá-lo de forma mais nítida, através das lágrimas de felicidade derramadas por mim, familiares e amigos.

Nesse ínterim, é possível comparar tais etapas com a preparação do solo para receber uma semente, o estudante de medicina. Por conseguinte, reunindo os pareceres do "Pai da Medicina", os

Cartas aos Estudantes de Medicina

conselhos de Esculápio e as dicas de sábios professores, percebi que o segredo do desenvolvimento dessas grandiosas árvores está no cuidado com as sementes que lhes deram origem. Foi preciso regá-las com disciplina, disposição e persistência, visto que, nos tempos adversos, fez-se necessário ao vegetal comportar-se como um cacto, a fim de resistir aos ambientes áridos, confiante na chuva que haveria de chegar e molhar seus espinhos, transformando-os em folhas grandes e brilhantes, tais quais as da característica "comigo-ninguém-pode" (*Dieffenbachia amoena*), capaz de liberar substâncias tóxicas à procrastinação e ao pessimismo adjacente.

Conforme tal planta foi se desenvolvendo, foi preciso adquirir ainda qualidades inerentes às do pinheiro-bravo (*Pinus pinaster*), revelando a necessidade de se chegar a alturas elevadas humildemente, sem perder o foco do objetivo traçado e engrandecendo o método clínico. Além disso, tornou-se essencial conquistar a bela feição dos lírios (*Lilium* sp.), com o propósito de incrementar a relação médico-paciente com empatia, elegância, delicadeza, respeito e honestidade. Teve-se, também, que produzir frutos a exemplo das angiospermas, exemplificando os resultados do zelo prestado à semente, bem como a necessidade do médico de se colocar no lugar do próximo, de modo que a conduta tomada repercuta em mais satisfação do que dissabores às pessoas atendidas.

Desse modo, em meio a diferentes atributos compilados do Reino Plantae, qual seria, então, a espécie atribuída ao estudante de medicina que, ao amadurecer, tornou-se médico? *Sapienta et amor* (sabedoria e amor) – somente neste estágio de desenvolvimento pode-se escutar de Esculápio "Tu te tornaste médico, meu filho" e ouvir Hipócrates declarar "Conservaste imaculada tua vida e tua arte".

Naiara Monique de Vasconcelos Matias

96
Não tenho dúvida da transformação em mim...

Sinto-me feliz pela oportunidade de ler *Cartas*. Em diversos momentos me emocionava e parava para refletir sobre as diferentes habilidades que o médico precisa ter para enxergar além da doença, consequências positivas que abrangem um profissional por inteiro. Dessa forma, não tenho a menor dúvida da transformação em mim trazida por esse livro, pois nele não está apenas o que é visto no PBL, mas também como olhar bem o paciente. Nas cartas é possível realmente entender a singularidade de cada paciente – tentar entendê-lo de forma abrangente é a transformação necessária na relação médico-paciente, e isso promove tanto um melhor diagnóstico quanto um tratamento mais confiável.

A carta *O paciente de "papel" e o paciente "virtual"* me fez refletir sobre o lado do paciente e o porquê de haver tantos conflitos na relação médico-paciente. Assim como já vivenciei, a visão dele sobre a doença vai além dos sinais e sintomas; ela é muito mais sobre o impacto causado na vida dele e, por isso, vem com uma carga emocional que não poderia ser registrada em um sistema ou plataforma de informática. Em contrapartida, o médico, quando objetivo, pensa nos sintomas e o que ele pode fazer para aliviá-los ou eliminar a

Cartas aos Estudantes de Medicina

causa principal. Consequentemente, essa objetividade pode transformar a consulta em algo mecânico para ele.

Dessa forma, médicos, formados ou estudantes, devem avaliar o que podem fazer para que essa objetividade se transforme em algo humanizado. Logo, devemos pensar em nós mesmos na condição de pacientes e refletir sobre o significado da doença e sobre como ela pode afetar diversas áreas da vida tanto do doente quanto das pessoas que o rodeiam. Assim, enxergar ali uma pessoa que está sofrendo a ponto de se retirar de sua zona de conforto para abrir sua vida a um desconhecido em busca de melhora. Por isso, o médico deve ver o paciente em sua totalidade, escutá-lo por completo, esclarecer suas dúvidas, ser flexível e dedicar o tempo da consulta para o mais importante no consultório: o paciente.

Hodiernamente, onde os diálogos não passam de simples mensagens de WhatsApp e redes sociais, existe um desafio cada vez maior em humanizar a relação médico-paciente. Compete a nós, estudantes de medicina, encarar o desafio de utilizar o melhor dos dois mundos, usufruindo da tecnologia sem nos desconectar dos pacientes reais, nos tornando, assim, médicos inteiros.

Vitoria Gabriela Moura Lago

97

"Calma, pelo menos não levaram seu Porto assinado"

Depois de um dia exaustivo de estudo para pediatria, chego em casa e me deparo com a caixa dos correios. Após dias de ansiosa espera, chegou o meu *Cartas aos Estudantes de Medicina*, que comprei pela internet. Pensei muito antes de comprá-lo, principalmente porque teria que retirar parcela da minha minúscula mesada, mas, ao ler o prefácio, me apaixonei à primeira vista. Ao final, o senhor diz "por fim, quero dizer que meu maior desejo é receber respostas, de viva voz ou por e-mail, dos estudantes de medicina". Pensei, pensei, pensei e resolvi escrever-lhe, não para dar-lhe a resposta, não ainda, mas para contar-lhe um episódio interessante.

Há 1 semana, o senhor pousou em João Pessoa para falar aos estudantes; estive presente em uma das primeiras filas, diga-se de passagem. Assim como os demais, tirei foto e pedi, no penúltimo dia, que o senhor autografasse meu livro de semiologia – uma edição antiga em relação à da maioria dos presentes. Nela constava meu nome e o do meu irmão mais velho, já médico, de quem o herdei. Gentilmente, o senhor assinou e me desejou uma boa caminhada ao lado do meu "Portão". Por ser muito pesado, resolvi deixá-lo no meu carro, que estava fora do estacionamento, mas próximo ao local do congresso; no trajeto, fui abordada por um assaltante que levou minha bolsa com diversos pertences.

Retornei ao local do evento chorando muito, e uma amiga olha pra mim e fala: "calma, pelo menos não levaram o seu Porto assinado". Nesse momento, o riso se misturou com o choro e fiquei bem mais confortada. Meu Portão estava a salvo!

Portanto, envio-lhe esse *e-mail* para mostrar o quanto o seu livro, a sua didática, o seu diálogo implícito e explícito em cada página é importante e indispensável para nossa formação médica e o quanto queremos que o senhor permaneça nos acompanhando bem ao lado, na cabeceira. No meu caso, uma apaixonada pela semiologia/ clínica que divide o coração com os conhecimentos ainda precoces da cirurgia, apenas um livro não foi suficiente. Espero poder desfrutar do mesmo prazer na leitura de *Cartas*.

Acabo de ler a carta *O médico, o sofrimento e a morte*, a qual me tirou muitas dúvidas, necessárias para me posicionar sobre o assunto.

Sempre tive em mente que o médico, independentemente da atitude, deve evitar o sofrimento e respeitar a vontade do paciente, desde que se identifique a veracidade dessa vontade. Porém, após cursar quase 2 anos e meio de medicina, vejo que isso não é tão simples. Ao iniciar as clínicas, confrontei-me com a estranha insistência dos meus professores acerca dos cuidados que deveríamos ter ao examinar o paciente, ao optar por uma conduta – o intuito não era poupar o paciente, mas nos proteger judicialmente. Recordo-me de ter ouvido diversas vezes que não podia fazer isso ou aquilo porque eu poderia ser processada, do apelo dos professores para que nós registrássemos tudo no prontuário, pois nossa defesa estava bem ali.

Por isso, acredito que a distanásia prevalecerá ainda por muito tempo. O médico está de "mãos atadas", e a nossa sociedade não sabe lidar com a morte, portanto prevalecerá a vontade da família – caso o médico não consiga convencê-la. Porém, ao ler esse capítulo, consigo me posicionar, sem titubear, a favor da ortotanásia, mas não consigo me opor à eutanásia!

Ao longo de uma discussão, uma professora opinou sobre a presença de pacientes terminais na UTI. Recordo-me que fiquei bastante indignada no momento em que ela disse o quanto achava absurdo um paciente, que não tinha mais chance de cura, ocupar um leito e impedir que outro enfermo se curasse. Inicialmente pensei que seria como jogar no lixo, ignorar aquele ser, descartá-lo. Posteriormente, após pensar muito no assunto, entendi, concordei. Chega a ser injusto tirar a oportunidade de quem ainda tem chance. Compreendi um dos motivos pelos quais os médicos mandam alguns pacientes para "morrerem em casa", pois, ao transferir para UTI, ele está repassando um problema, livrando-se e, na realidade, esses pacientes não precisam mais dos esforços da medicina, mas do conforto e da presença familiar.

Lidar com a morte não é uma tarefa fácil, e a formação médica atual só mostra apatia diante dos sentimentos dos estudantes. Somos ensinados, desde o primeiro período, o quanto é relevante criar vínculos, sermos empáticos; além disso, temos inúmeras aulas de relação médico-paciente, altamente repetitivas. Em cinco períodos, cursei três módulos que ressaltam essas questões, sem contar com os referentes à atenção à saúde, voltados para o estudo da saúde pública e presentes do primeiro ao oitavo período. Mesmo assim, em nenhum deles fomos ensinados a lidar com as nossas emoções, sentimentos, frustrações.

No segundo período, no módulo de atenção à saúde, tivemos como atividade a construção de um genograma familiar a partir de visitas domiciliares realizadas ao longo do período. Lembro-me de como foi difícil encontrar quem seria nossa paciente guia: a mulher que havia retirado a mama devido a um câncer e era bem resolvida, muito religiosa, ou sua mãe que havia perdido 10, cuidava da filha e da casa, tinha pânico de mamografia e se mostrava apática diante do que tinha passado. Acho que não preciso dizer quem foi a escolhida, mas, enfim, foi a mãe. Apresentamos o nosso trabalho para os profissionais de saúde, que ficaram muito surpresos e prometeram cumprir a conduta que havíamos escolhido: a mamografia. Não, não pensamos apenas na prevenção do câncer, pensamos que ela precisava superar seus medos, parar de sufocá-los. Pois bem, só descobrimos isso através da prática do vínculo médico-paciente.

Conto esta história com o intuito de chegar ao final. Após nossa última visita, eu e minha dupla fomos tomadas por um sentimento de profunda tristeza. Recordo o esforço que fizemos para não chorar. *Fomos ensinados a criar vínculos, mas não a desfazê-los*. E a partir de agora? Nós sabíamos que aquela família precisava de apoio, mas, a partir daquele momento, precisávamos virar a página e esperar a próxima atividade, esse era o nosso dever, somos estudantes! Hoje, no quinto período, penso se alguém se esforçou para ajudá-las, se a mamografia foi realizada, se fizemos alguma diferença, como elas fizeram para nós.

Pois bem, não vi nenhum paciente morrer na minha frente, mas tenho convicção de que verei em breve, como também sei que terei que superar sozinha, aprender a lidar com essas dificuldades e me acostumar. Não é isso que os bons médicos têm que fazer?

Gisélia de Moura Bezerra Cavalcanti